Mikado

Angela Hasse

Neun Frauen und Ich

Ein Buch über Brustkrebs, Heilung, Hoffnung und Erotik

Für meine Mutter

Du hast diese Welt viel zu früh verlassen.
Du hast mir nicht Zeit gegeben, Dir all die Liebe, die ich von Dir bekommen habe, zurückzugeben.
Ich denke sehr oft an Dich und vermisse Dich sehr!

Für meinen Vater

Stundenlang lag ich in Deinem Arm und Du hast mir die wunderschönsten Geschichten vorgelesen.
Es gibt fast kein Land, das Deine Augen nicht gesehen haben. Jetzt sehe ich für Dich und lese Dir vor.

Angela Hasse

Neun **Frauen** und Ich

Ein Buch
über
Brustkrebs,
Heilung,
Hoffnung
und Erotik

Mikado
Sachbuch

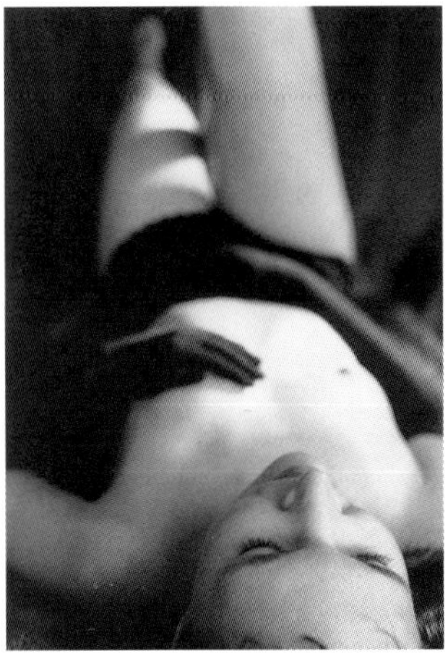
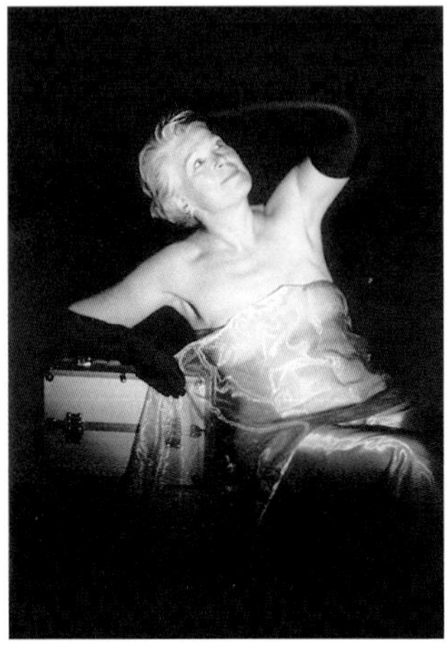
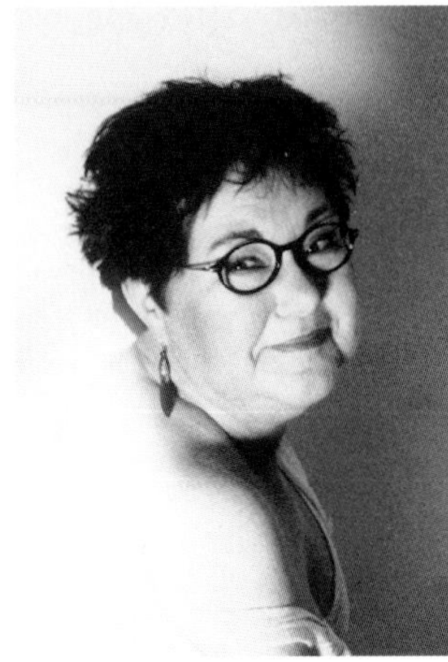
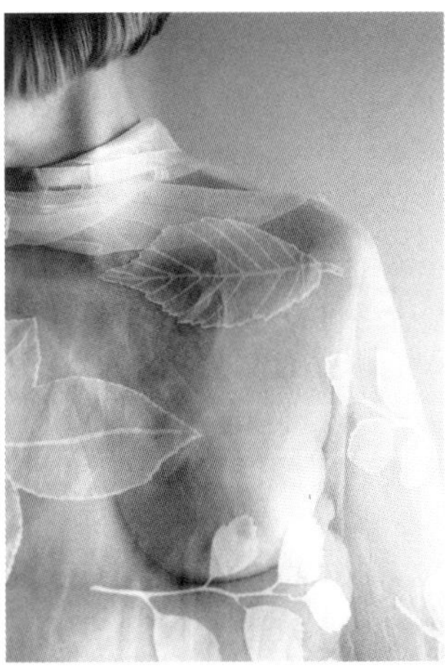
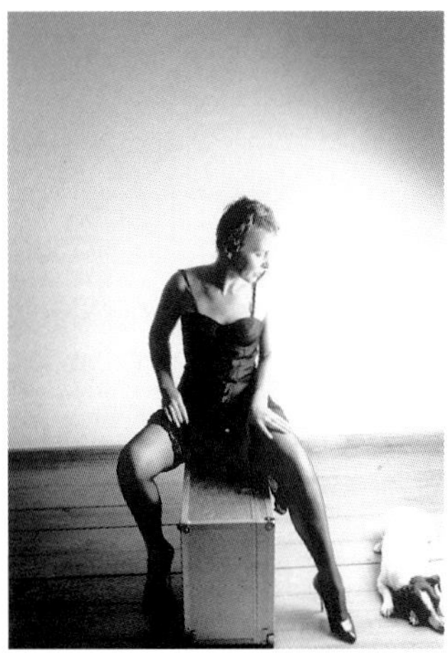
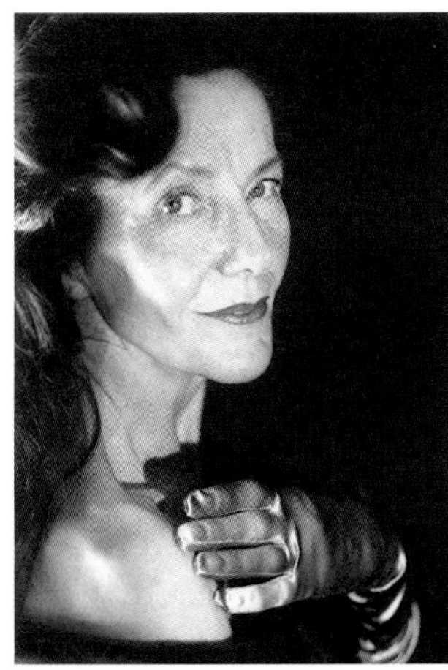
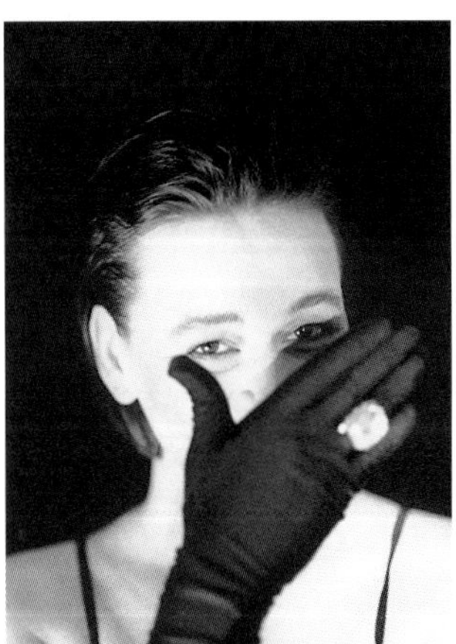
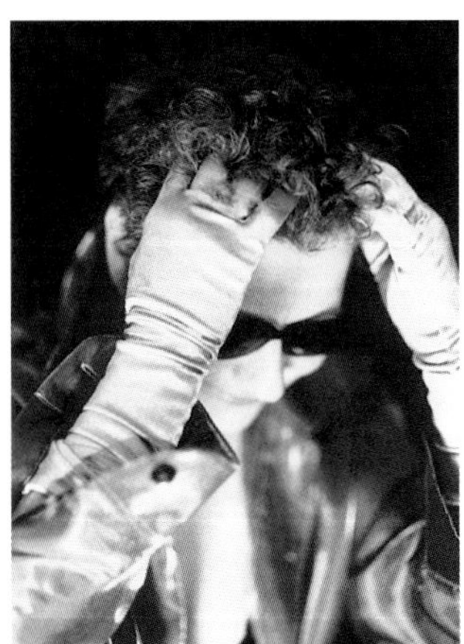
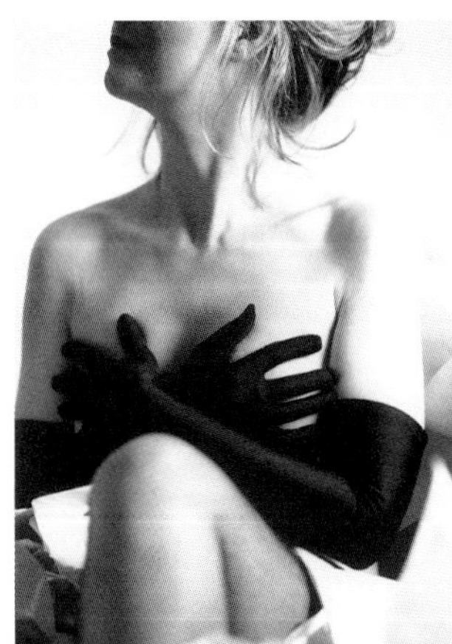

„Krankheit gehört
genauso zu unserem Leben
wie Erotik."

„Beides zusammen in einem Buch zu vereinen, haben viele für gewagt gehalten."

„Die Frauen, die hier abgebildet sind und ich sind anderer Meinung.“

Inhalt

Vorwort

Vor Brustkrebs haben Frauen mehr Angst als vor allen anderen Krankheiten. Trotzdem gehen immer noch zu wenige Frauen regelmäßig zur Früherkennung. Das hat nicht nur etwas mit der Angst zu tun, die Brust zu verlieren, sondern die Tatsache, daß diese Erkrankung für jeden sichtbar ist, löst diese großen Ängste aus. Der Gedanke an Tod spielte keine große Rolle bei den Frauen. Die vielen verschiedenen Meinungen von Ärzten, Krankenkassen, Medien und Politikern zu diesem Thema sorgen für Verwirrungen. Die neue Regelung, daß die Frauen die Kosten für die „Vorsorgeuntersuchung" selbst tragen müssen, ist für einige Frauen auch Grund dafür, vor dieser so wichtigen Untersuchung zurückzuschrecken. Die Frauen sind verunsichert.

Ich saß im Wartezimmer eines Radiologen und hatte einen Termin für eine Mammographie. Ich sah mich um: Es saßen ausschließlich Frauen da, viele waren noch sehr jung. Das mußte bedeuten, daß bei ihnen zumindest ein Tastbefund vorlag, denn vom Alter her konnte es sich nicht um eine reine Routineuntersuchung handeln. Es herrschte eine beklemmende Atmosphäre. Kaltes Neonlicht wurde durch die weißen Wände noch verstärkt. Harte, unbequeme Stühle. Der ganze Raum erinnerte an eine Bahnhofshalle. Ich wartete darauf, daß sich eine der schmalen, lackierten Türen öffnen und jemand meinen Namen aufrufen würde. Dann würde man meine Brust untersuchen.

Ich überlegte, was die anderen Frauen wohl empfinden mochten. Ich bin von Beruf Kunstfotografin, vorwiegend für Akt und Porträt. Deshalb weiß ich, wieviel Wert Frauen darauf legen, ihren Busen ins rechte Licht gerückt zu sehen. Mir fiel auf, daß fast alle Frauen dort mit verschränkten Armen saßen, oder ihre Unterlagen fest an die Brust gedrückt hielten. Es machte auf mich den Eindruck, als wollten sie ihre Brust dadurch schützen. Im Untersuchungszimmer werden sie mit einer Diagnose konfrontiert, die ihr Leben radikal verändern kann. Brustkrebs bedeutet nicht nur die drohende Amputation eines Körperteils, sondern möglicherweise den Tod. Frauen verlassen die Praxis, um sie herum geht das Leben weiter, nur bei ihnen ist nichts mehr wie vorher.

In diesem Moment kam mir der Gedanke, Frauen zu fotografieren, die an Brustkrebs erkrankt sind und diese Krankheit überwunden hatten. Mein Anliegen war, die Frauen dabei nicht nicht nur auf das sekundäre Geschlechtsmal, den Busen, zu reduzieren. Sondern ich wollte sie in ihrer weiblichen Individualität einfangen, ohne den Aspekt der Erotik aus dem Blick zu verlieren. Gleichzeitig interessierte mich die Geschichte, die hinter jedem Schicksal steckte.

Mein Befund war an jenem Tag negativ und ich spürte, wie der Streß langsam von mir abfiel. Der Gedanke an die Fotos ließ mich aber nicht mehr los. Ich wandte mich an einen Frauenarzt, erzählte ihm von meiner Arbeit und meinen Plänen. Ich fragte ihn, ob er Patientinnen kenne, die dazu bereit wären, mir nicht nur ihre Geschichte zu erzählen, sondern auch, sich fotografieren zu lassen. Der Arzt war begeistert und stellte mir nicht nur Kontakte zu betroffenen Frauen her, sondern verwies mich auch an Kollegen. Auf diese Weise lernte ich Ärzte verschiedener Fachrichtungen kennen, die auch jeweils verschiedene medizinische Standpunkte vertraten. Aber ausnahmslos alle standen meinem Projekt sehr positiv gegenüber. In jedem einzelnen Fall wartete ich, bis die Frauen, die angesprochen worden waren, sich aus freien Stücken und ohne Druck an mich wandten.

Meine Überlegung war, die Palette der dargestellten Frauen so breit wie möglich zu halten. Ich wollte mit Frauen verschiedener Altersklassen sprechen. Verheiratete sollten ebenso zu Wort kommen wie Alleinstehende, Mütter ebenso wie kinderlose Frauen. Am Anfang jeder Begegnung stand ein Gespräch, das dazu dienen sollte, das Vertrauen der Frauen zu mir aufzubauen. Obwohl bei allen die Diagnose auf Brustkrebs lautete, war die Krankengeschichte jeder einzelnen unverwechselbar. Um aber unvoreingenommen an die Fotos herangehen zu können, wollte ich bei diesen ersten Gesprächen noch keine Details wissen. Denn die Fotos sollten zum Ausdruck bringen, wieviel Spaß die einzelnen Frauen am Leben haben. Auf diese Weise sind ganz unterschiedliche Fotos entstanden. In den meisten Fällen folgten dann ein bis zwei Fototermine in meinem Studio, erst dann kamen Interviews als Tonbandprotokolle.

Ich betrachtete die Frauen nicht als Brustkrebspatientinnen, sondern versuchte sie aus einer möglichst objektiven Perspektive zu sehen. Soviel ich weiß, hatte keine der Frauen jemals zuvor nackt vor einer Kamera gestanden. Ich bat sie, Kleidungsstücke oder Accessoires mitzubringen, in denen sie sich wohlfühlen, die sie mochten. So verloren sie schnell ihre Befangenheit. Es ging darum, die Frauen in ihrer Individualität einzufangen, aber gleichzeitig wollten wir auch experimentieren und entdecken, was alles in ihnen steckte.

Ich weiß nicht, wer am Anfang mehr Beklemmungen vor den Sitzungen hatte: ich oder die Frauen. Ich gebe zu, daß ich zunächst etwas befangen war und mich langsam herantastete. Ich war überrascht, wieviel Mut und Spaß sie offenbarten. Die Frauen entdeckten Seiten an sich, die sie vorher nie wahrgenommen hatten. Großes Make-up war nicht nötig, denn die Basis brachten die Frauen mit: sich selbst. So sind Fotos entstanden, die zum Ausdruck bringen, daß die Frauen trotz ihrer furchtbaren Krankheit den Lebensmut, den Spaß am Leben und ihr Körpergefühl nicht verloren hatten. Sie hatten ihre Brust verloren, aber nicht ihre Weiblichkeit. Welche Kraft diese Frauen besitzen, zeigen aber auch die Fotos, die nichts verbergen, die nichts verstecken. Diese Aufnahmen sprechen für sich, und brauchen meines Erachtens auch keine große Erklärung.

Nach der Konfrontation mit den Schicksalen recherchierte ich zwei Jahre lang die medizinischen Hintergründe. Dabei lernte ich, ebenso wie es Patienten tun müssen, ständig nachzufragen.

Auf dem Gebiet der Brustkrebserkrankung ist Früherkennung das Wichtigste, denn nach wie vor liegt die Sterberate bei fünfzig Prozent. Bei einer rechtzeitigen Diagnose, darin sind sich alle Mediziner einig, sind die Heilungschancen sehr gut. Bei den vielen Gesprächen, die ich sowohl mit Ärzten als auch mit Frauen und Angehörigen geführt habe, stellte ich fest, daß einige Punkte immer wieder auftauchten:

Die Angst vor Brustkrebs ist so groß, daß viele Frauen deswegen viel zu spät zur „Vorsorgeuntersuchung“ gehen.

Steht die Diagnose fest, holen sich die wenigsten Frauen eine zweite Meinung ein, sondern wollen sofort die Operation. Besser wäre es, sich nicht selbst unter Zeitdruck zu setzen und sich auch nicht durch Informationen aus dem Freundes- und Bekanntenkreis (jeder kennt den besten Arzt, die beste Klinik) unter Druck setzen zu lassen.

Es gibt sehr viele Stellen, bei denen man sich informieren kann (Selbsthilfegruppen, Internet, Institutionen, Ärztekammern, Gespräche mit anderen Betroffenen).

Die Behandlung sollte der Psyche und Physis jeder Frau entsprechen. Wichtig sind auch ihre Lebensumstände, die für die Zeit nach dem Krankenhausaufenthalt zum Beispiel eine große Rolle spielen.

Häufig sind Ärzte unterschiedlicher Meinung und dadurch kommt es zu einer Verunsicherung der Patientin. Es mangelt an der Zusammenarbeit zwischen den einzelnen Fachrichtungen

(Gynäkologen, Radiologen, Chirurgen, Internisten, Onkologen, Psychologen, Heilpraktiker).

Die Schulmediziner belächeln sehr häufig ergänzende Therapien. Gerade bei Krebs aber versuchen viele Patienten, mit Hilfe von sogenannter Alternativmedizin einen eigenen Beitrag zur ihrer Heilung zu leisten.

Viele Angehörige und Patientinnen fühlen sich mit ihrer Situation alleingelassen. Dazu zählt auch der erste Blick auf die Wunde. Psychologische Unterstützung wäre dabei hilfreich.

Die Erkrankung an Brustkrebs hat weitreichende Konsequenzen, die sich deshalb so belastend auswirken, weil sie sichtbar sind: Der Verlust der Haare aufgrund einer Chemotherapie mag noch als das geringste Übel erscheinen, wird von den Frauen aber oft schwer verkraftet. Bleibende Einschränkungen der Lebensqualität, sei es beim Sport hinsichtlich der Bewegungsfreiheit oder bei Freizeitvergnügen wie Schwimmen, Sonnenbaden oder Sauna, verhindern ebenfalls zunächst einmal die Rückkehr in den Alltag. Sichtbar bleibt auch nach einer gelungenen Operation eine Narbe, die immer aufs Neue an die Krankheit erinnert. Unschwer vorstellbar, daß die Frauen fürchten, mit dem Verlust ihrer Brust ginge auch ein Verlust ihrer sexuellen Attraktivität einher. Dabei spielt es nur eine untergeordnete Rolle, ob Frauen in einer festen Partnerschaft leben oder nicht. Selbstverständlich wissen auch Männer oft nicht, wie sie mit der Krankheit ihrer Partnerin umgehen sollen. Über diese Schwierigkeiten können nur Gespräche hinweghelfen. Überhaupt müssen Frauen in dieser Situation lernen, Hilfe zu suchen, sei es in der Familie, im Freundeskreis, bei Selbsthilfegruppen oder wem auch immer, und vor allem müssen sie oft erst lernen, diese Hilfe auch anzunehmen.

Frauen, die an Brustkrebs erkranken, stehen psychisch unter enormem Streß und durchleben meist unweigerlich Phasen schwerster Depression, das ist ganz normal und kein Einzelfall. Die Diagnose Brustkrebs ist darüber hinaus untrennbar verbunden mit der Angst vor dem Tod. Und selbst nach Operation, Chemotherapie und Nachsorgeuntersuchungen bleibt die Angst vor einer Wiedererkrankung latent vorhanden, und zwar über Jahre und Jahrzehnte hinweg. Wie Betroffene damit fertig werden, kann man als Außenstehender nur erahnen. Und allen, die damit leben müssen, tiefen Respekt zollen.

Was will dieses Buch? In erster Linie will es alle Frauen dazu auffordern, ohne Angst zur Vorsorgeuntersuchung zu gehen, denn nur in der rechtzeitigen Früherkennung liegt die

Chance zur Heilung. Es will kein medizinisches Nachschlagewerk sein, es will Anregungen geben. Es wendet sich an Betroffene: Frauen und deren Ehemänner, Freunde, Bekannte, Arbeitskollegen, Ärzte und Krankenschwestern. Es will um Verständnis werben.

Ich danke allen Ärzten für ihre Bereitschaft, mein Projekt zu unterstützen, indem sie Auskunft gaben und geduldig meine Fragen beantworteten. In erster Linie aber danke ich den neun Frauen, denen ich hoffentlich mit diesem Buch eine Stimme geben und ein Bild verleihen konnte. Ich danke ihnen für das Vertrauen, das sie mir schenkten und die Freimütigkeit, mit der sie mir ihre Geschichte enthüllten. Ich bewundere den Mut und die Kraft, mit der diese Frauen ihr Schicksal in die Hand genommen und gemeistert haben. Ihr Leben hat sich in vielerlei Hinsicht verändert: Sie leben bewußter und intensiver. Sie haben auch mein Leben verändert und bereichert. Die Arbeit an diesem Buch war ein Geben und Nehmen. Ich denke, ich darf auch in ihrem Sinne sagen: Es war uns ein Anliegen, anderen Frauen Mut zu machen und die Angst vor Brustkrebs zu lindern.

Hamburg, im Oktober 2000
Angela Hasse

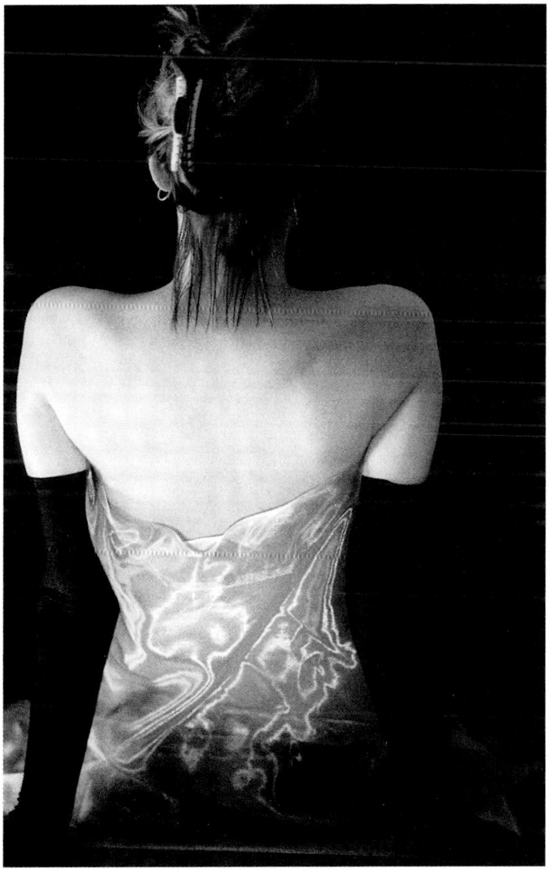

Leben mit Brustkrebs:
Fotos und Interviews

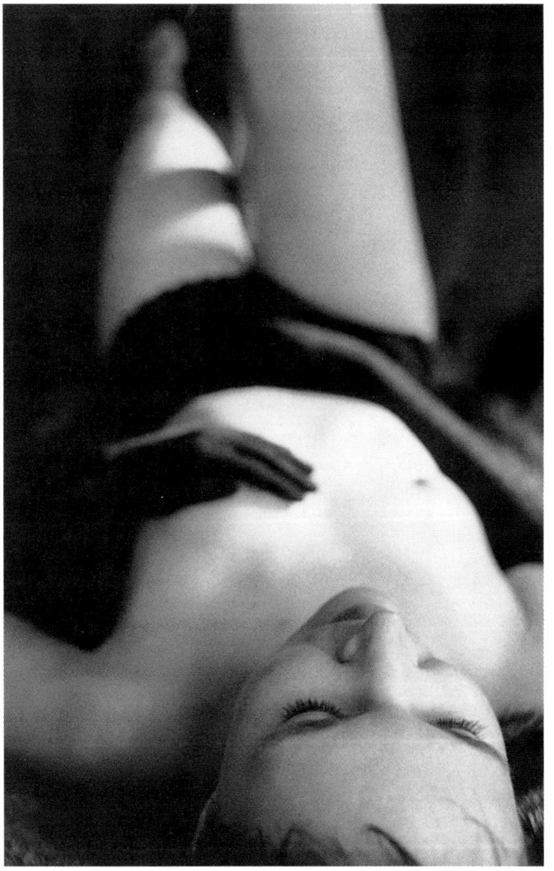

„Mein Freund hat
mir das Gefühl gegeben,
ich sei immer noch eine
vollständige Frau."

Nicole L., 24 Jahre,
ledig,
aus Schleswig-Holstein

Aufgrund meiner Vorgeschichte bin ich regelmäßig zur Vorsorge gegangen

Ich habe immer meine Brust abgetastet, aber ich war nicht übermäßig besorgt. Als meine Mutter an Brustkrebs starb, war ich gerade 22 Jahre alt. Aber daß ich auch an Brustkrebs erkranken könnte, damit habe ich nicht gerechnet. Wenn ich mich mal nicht so gefühlt habe, habe ich es ganz bewußt vermieden, meine Brust genauer abzutasten. Aber im Endeffekt untersuchte ich meine Brust doch wieder, weil ich dachte, je früher man etwas erkennt, umso besser sind die Heilungschancen. Als mein Freund während eines gemeinsamen Urlaubs in Dänemark den Knoten fühlte, bin ich auch nicht davon ausgegangen, daß es sich um einen bösartigen Knoten handeln könnte. Wir haben trotzdem unseren Urlaub abgebrochen und sind nach Hause gefahren. Ich bin sofort zu meiner Ärztin gegangen. Die konnte den Knoten zwar auch ertasten, meinte aber, nur eine Mammographie könne klären, um was es sich genau handele. Daß es etwas Schlimmes sein könnte, habe ich immer noch nicht geglaubt. Mit 24 Jahren denkt man nicht an Brustkrebs. Ich weiß es zwar nicht, aber ich glaube, mein Freund war besorgter als ich.

Das Etwas in meiner Brust ist etwa zwei Zentimeter groß

Bei der Mammographie wurde festgestellt, daß in meiner Brust ein Knoten ist, etwa zwei Zentimeter groß. Sowohl die Radiologin als auch meine Frauenärztin meinten, man könne den Knoten entweder herausnehmen oder abwarten und weiter beobachten. Vermutlich sei es kein bösartiger Tumor. Aufgrund meiner Vorgeschichte wollten mein damaliger Freund und ich mich damit nicht zufrieden geben. Nun tauchten bei mir die ersten Gedanken auf, daß es sich vielleicht doch um etwas Bösartiges handeln könnte. Mein Freund entwickelte daraufhin ein unheimliches Engagement und erfuhr so durch Befragen von sämtlichen Bekannten und Ärzten von einer Praxis, die sich nur mit Mammadiagnostik beschäftigt. Ich bekam auch sofort einen Termin und hatte das Gefühl, ernstgenommen zu werden.

Vier Tage muß ich auf den genauen Befund warten

Ab da ging alles sehr schnell. Innerhalb von fünf Tagen lag ich auf dem Operationstisch. Der Arzt erklärte mir ganz genau, was er macht. Er sagte mir, daß er eine Gewebeprobe entnehmen, um die Bösartigkeit des Knotens feststellen zu können, und gleichzeitig einige Lymphknoten entfernen würde, um zu diagnostizieren, ob der Krebs eventuell schon in andere Körperregionen gestreut hat. Der Schnitt war relativ klein und ich hatte keine starken Schmerzen. Ich fühlte mich gut. Ich fühlte mich

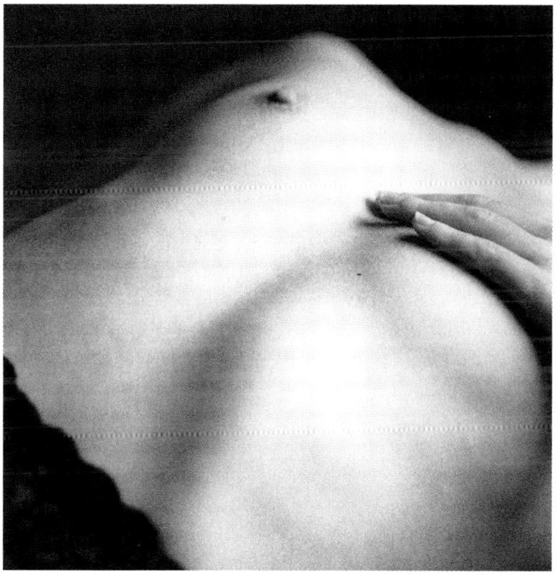

gesund. Die dann folgende Zeit des Wartens war am schlimmsten. Dann endlich war es soweit, der Arzt bat mich in sein Zimmer, um mir das Ergebnis mitzuteilen: Der Knoten war bösartig. Das Ergebnis der Lymphknoten lag noch nicht vor.

Dies dauerte nochmals ein paar Tage. Dann endlich auch mal eine gute Nachricht: Der Krebs hatte nicht gestreut, die Lymphknoten waren nicht befallen.

Ich bekomme eine neue Brust

Der Arzt erklärte mir, daß man zwar versuchen könnte, brusterhaltend zu operieren, was bei meiner kleinen Brust und bei der Größe des Tumors sehr schwierig sei. An erster Stelle stehe die Sicherheit. Was bedeutete, alles zu entfernen. Was bedeutete, soviel Gewebe zu entnehmen, daß ich hinterher einen Brustaufbau machen lassen muß. Mir wurde von dem Operateur die Möglichkeit angeboten, gleich ein Implantat einzusetzen. Die Operation verlief ohne Komplikationen. Ich bin mit einer neuen Brust aufgewacht. Eigentlich fühlte ich mich wieder komplett. Was ich jedoch niemals vergessen werde sind die Schmerzen, die ich nach der Operation verspürte. Noch nie in meinem Leben hatte ich so etwas empfunden.

Wie jede Frau habe auch ich Angst vor der Chemotherapie

Obwohl keine Lymphknoten befallen waren, hat mein Arzt mir zu einer leichten Chemotherapie geraten, da man nie ganz ausschließen kann, daß der Krebs gestreut hat. Weil ich mir später keine Vorwürfe machen wollte, nicht alles versucht zu haben, stimmte ich einer Chemotherapie zu. Die ersten Assoziationen, die einem bei dem Wort Chemotherapie einfallen, sind Haarausfall und Übelkeit. Der Arzt erklärt einem zwar, wie diese Sitzungen ablaufen, aber man hört eigentlich nicht so genau zu. Eigentlich möchte man nur, daß diese Zeit möglichst schnell vorübergeht. Man nimmt wahr, daß starke Gifte durch den Körper fließen, um etwas zu zerstören. Gleichzeitig sollen diese Gifte aber helfen zu überleben. Und das ist das einzige, was wichtig ist.

Nebenwirkungen hatte ich so gut wie keine. Gegen meine Übelkeit bekam ich Tabletten. Starken Haarausfall hatte ich auch nicht. Gründe dafür waren bestimmt sowohl die leichte Dosierung als auch die Zusammensetzung der einzelnen Medikamente der Chemotherapie. Die ersten zwei bis drei Tage war ich schon erschöpft, aber danach habe ich versucht, mich für die nächste Infusion möglichst schnell wieder aufzubauen. Immer wieder angetrieben wurde ich in dieser Zeit von meinem

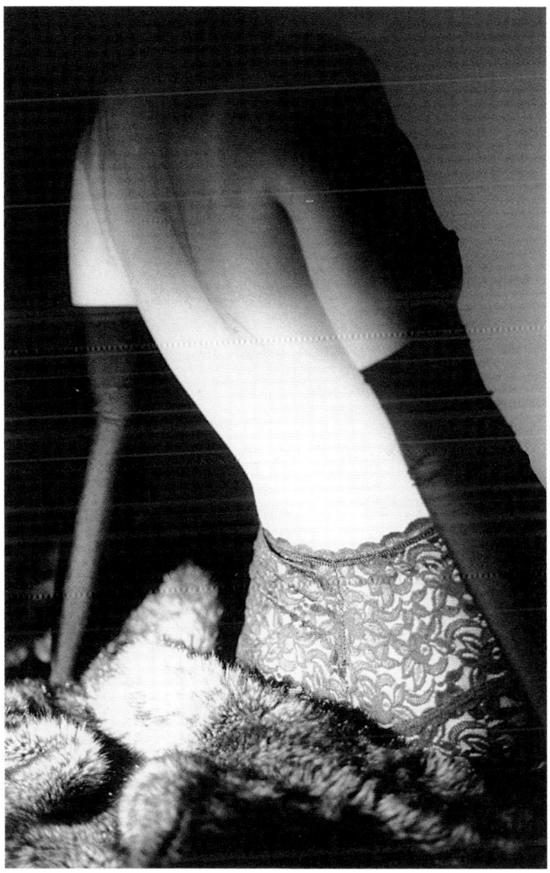

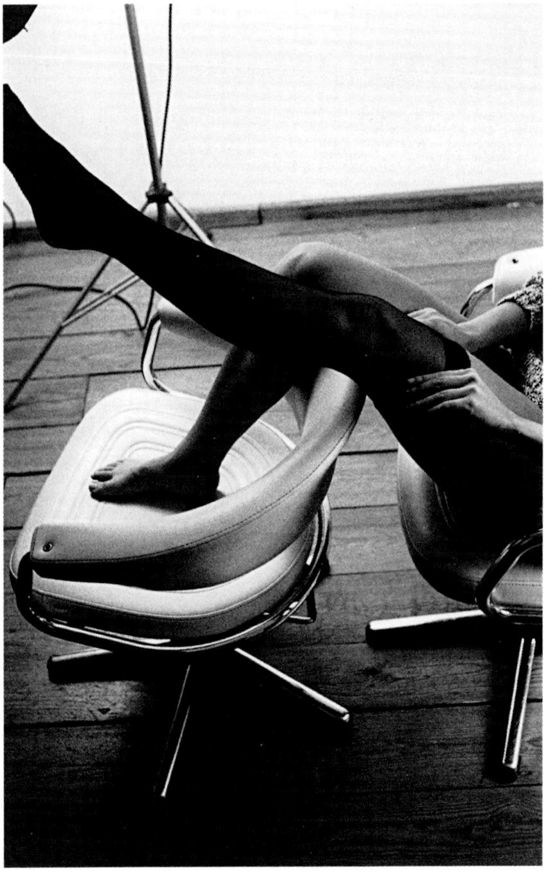

Freund, der mir in jeder Sitzung beiseite stand. Diese ganze Phase war eigentlich geprägt von Aktionismus. Ich hatte eigentlich keine Zeit, mir weitergehende Gedanken über die Krankheit zu machen.

Ich habe schon gemerkt, wer zu mir steht und wer nicht

Für meinen Vater war es und ist es immer noch schwer. Wir haben nie intensiv über dieses Thema gesprochen, aber ich weiß, er macht sich große Sorgen. Ich hoffe, daß wir irgendwann einmal darüber sprechen können. Daß er mir Fragen stellt und ich sie ihm beantworten kann. Was aber ganz wichtig für mich ist: wenn ich ihn brauche, ist er hundertprozentig für mich da. Das zu wissen, hilft mir sehr, damit fertigzuwerden.

In meinem Freundeskreis waren alle entsetzt. Ich kann natürlich nachvollziehen, daß niemand weiß, was ihn erwartet, wenn er mich im Krankenhaus besucht. Einige haben bestimmt gedacht, ich liege tränenüberströmt im Bett und bin depressiv. Ich weiß aus eigener Erfahrung, daß Besuche im Krankenhaus immer schwierig sind und beide Seiten es so schnell wie möglich hinter sich haben möchten. Von einigen Freunden aber hatte ich schon erwartet, daß sie mich besuchen.

Gefreut habe ich mich immer auf den Besuch meiner besten Freundin. Sie hat mich abgeholt und dann sind wir mit dem Auto zu einem Fußballspiel meines Freundes gefahren. Es war schön und einfach unkompliziert. Wir haben gelacht. Uns unterhalten. Über alles haben wir gesprochen, nicht nur über meine Krankheit. Sie hat mir wirklich geholfen. Was ganz wichtig dabei ist, sie hat Fragen gestellt. Sie wollte genau wissen, was ich denke, wie ich fühle. Es war kein oberflächliches: Es wird schon wieder! Kopf hoch!

Daß ich so schnell und auch so gut mit der Krankheit fertiggeworden bin, dazu hat mein damaliger Freund den größten Teil beigetragen. Er war immer für mich da. Bei jedem wichtigen Arztgespräch und auch nach jeder Operation. Wenn ich erzählen wollte, hat er zugehört. Was auch wichtig ist und wovor viele Menschen zurückschrecken: Fragen zu stellen. Ernstgemeinte Fragen. Ich hatte bei ihm auch nie das Gefühl, keine vollständige Frau mehr zu sein. Ich bin als vollständige Frau ins Krankenhaus gegangen und aus dem Krankenhaus als vollständige Frau wieder herausgekommen. Als ich nach Hause kam, war jemand da, der sehr liebevoll mit der Situation umgegangen ist. Durch seine Hilfe ging der Schritt in ein normales Leben relativ schnell.

Die Abstände für die Nachsorge werden größer

Ich beschäftigte mich immer weniger mit meiner Krankheit. Sechs Jahre lang habe ich ganz normal gelebt. Ich bin regelmäßig zur Vorsorgeuntersuchung gegangen. Dann ist etwas passiert, womit ich nicht gerechnet hatte: ich spürte beim Eincremen erneut einen Knoten. Es war wieder die linke Brust. Diesmal stellte die Radiologin einen etwa ein Zentimeter großen Knoten fest. Alles ging sehr schnell. Ich habe mir da schon die Frage gestellt: Wieso gerade wieder ich? Da bin ich in ein ziemlich großes Loch gefallen.

Innerhalb von zwei Tagen Einweisung und Operation

Wie beim ersten Mal, so wurde auch dieses Mal zuerst der Knoten entfernt und untersucht. Es stellte sich erneut heraus, daß er bösartig war. Nach Rücksprache mit einem Kollegen war mein Arzt der Meinung, daß eine Strahlentherapie nicht notwendig sei. Man müsse nur noch mehr Gewebe entfernen. Lymphknoten waren diesmal auch nicht befallen.

Ich habe keine Probleme mit meinem Implantat

Mein Implantat ist mit einer Kochsalzlösung gefüllt. Ich habe es jetzt sechs Jahre und bisher gab es keinerlei Komplikationen. Ein kleines Problem ist, daß ich bei Berührungen nichts spüre. Ob es jeder Frau so geht, weiß ich nicht. Mich haben auch keine Berichte über Brustimplantate interessiert. Ob jemand negativ oder positiv über Implantate berichtet: Ich würde mir immer wieder ein Implantat einsetzen lassen. Ich persönlich kann mir nicht vorstellen, mit nur einer Brust zu leben.

Heute würde ich mich Ärzten gegenüber anders verhalten

Obwohl ich keine schlechte Erfahrung mit Ärzten gemacht habe, würde ich heute einiges anders machen. Ich würde mir erst mehrere Meinungen anhören und dann entscheiden, in welches Krankenhaus und vor allem zu welchem Operateur ich gehe. Über das Implantat fühle ich mich im Nachhinein nicht ganz korrekt aufgeklärt. Niemand hat mir erzählt, daß das Implantat nach einer gewissen Zeit erneuert werden muß. Auch auf andere Möglichkeiten eines Brustaufbaus wurde ich nicht hingewiesen. Leider habe ich damals viel zu wenige Dinge hinterfragt und mich zu sehr auf nur eine Meinung verlassen.

Mein Leben hat sich verändert

Ich denke, ich bin dem Leben gegenüber positiver eingestellt. Ich rege mich nicht mehr über jede Kleinigkeit auf. Ich habe gelernt, in bestimmten Situationen nein zu sagen. Man wird ehrlicher und äußert seine Meinung. Im positiven Sinne wird man egoistischer. Ich denke mehr an mich. Meine Freunde und Bekannten mußten sich daran erst gewöhnen. Aber ich habe

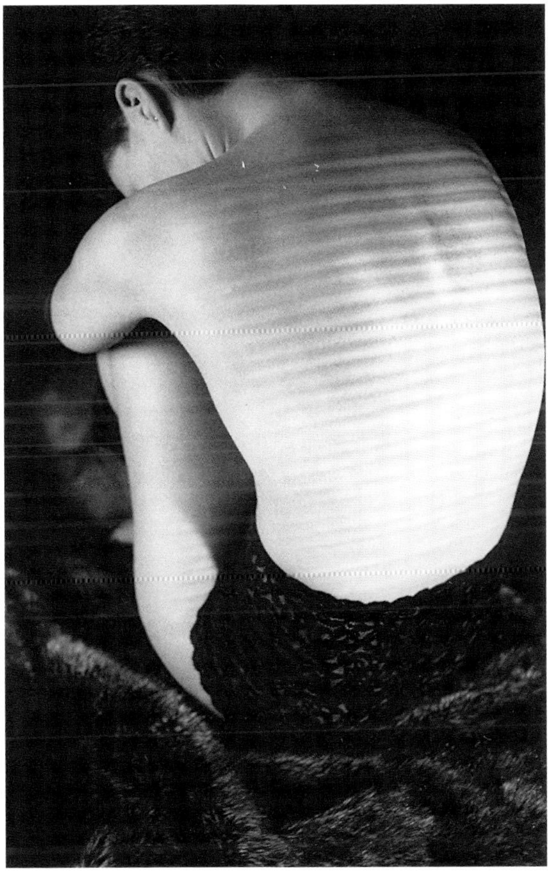

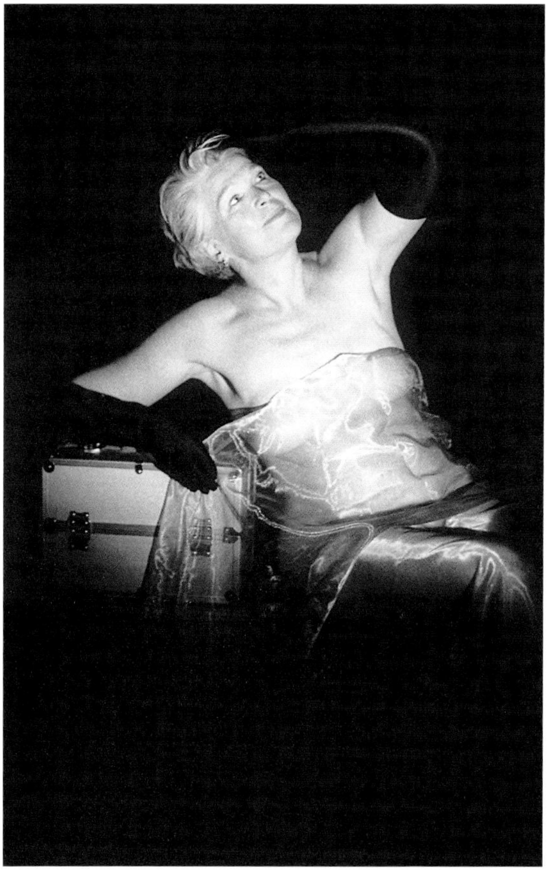

„Eigentlich möchte jeder die alte Ingrid wieder. Die neue Ingrid ist vielen unbequem. Ich möchte aber einfach nur Ingrid sein. Und nicht etwas tun, von dem ich denke, daß andere es von mir erwarten."

Ingrid G., 43 Jahre,
verheiratet, ein Sohn,
aus Hamburg

Ich ertaste einen Knoten

Obwohl ich einmal im Jahr beim Frauenarzt gewesen bin, habe ich den Knoten selbst entdeckt. Ich bin schon deshalb regelmäßig zur Vorsorge gegangen, weil meine Mutter Brustkrebs gehabt hat. Eine Mammographie im Frühsommer hatte bei mir keinen Befund ergeben. Im Herbst habe ich dann den Knoten ertastet. Mein erster Gedanke war: Das ist ein bösartiger Tumor. Ich habe Krebs.

Ich habe eine Frauenärztin aufgesucht, die mich sofort noch einmal zur Mammographie geschickt hat. Auch bei dieser Mammographie-Untersuchung sah man den Tumor nicht. Er war wirklich nur zu ertasten oder auf dem Ultraschall zu erkennen. Weil sich bei der Mammographie kein Befund ergeben hätte, würde es sich höchstwahrscheinlich nur um eine Verhärtung handeln, wurde mir gesagt. Diese Aussage wollte ich nicht akzeptieren.

Auf der einen Seite war mir klar, da ist etwas. Auf der anderen Seite wollte ich es nicht wahrhaben. Ich hatte nicht das Gefühl, daß ich jetzt sterben müßte. Ich habe natürlich auch mit meinem Mann darüber gesprochen, aber da ich es selbst nicht wahrhaben wollte und meine Ängste unterdrückte, war für meinen Mann die Situation nicht so greifbar. Im Grunde genommen habe ich in dieser Zeit mit mir allein gekämpft. Irgendwann wurde das Gefühl in der Brust unangenehmer. Es blieb nichts anderes übrig, als im Krankenhaus einen Schnellschnitt machen zu lassen.

Krankenhaus

Im Krankenhaus wurde ich noch einmal von vier oder fünf Ärzten untersucht. Der Professor erklärte mir, daß er einen Schnellschnitt machen wird, und bei positivem Befund müßte die ganze Brust entfernt werden. Das sagte er mir so einfach ins Gesicht – vor den anderen Ärzten und Schwestern. Ich versuchte zu feilschen, fragte, ob er mir nicht eine Alternative anbieten könne. Aber er blieb bei seinem Nein. Auch sein zweites Nein wollte ich nicht so hinnehmen. Ich fragte: „Wie ab? Ganz ab?" „Ja", hat er gesagt, „ganz ab." „Das will ich aber nicht", wandte ich ein. Er schlug mir vor, daß ich nach Hause gehe und in aller Ruhe darüber nachdenke und vielleicht noch einmal mit meinem Mann darüber spreche. Ich fragte: „Wenn ich jetzt überlege, kommen wir dann zu einem anderen Ergebnis?" Seine Antwort lautete: „Nein!" Ich sagte: „Dann kann ich mich auch hier entscheiden." Ich willigte in die Operation ein und wollte wissen, welche Möglichkeiten zur Brustrekonstruktion es gibt. Ich entschied mich für ein Brustimplantat mit einer Kochsalzlösung.

Als ich aus der Operation erwachte, fühlte es sich so an, als wenn die Brust nicht entfernt worden wäre. Aber es war ein täuschendes Gefühl. Meine Brust war tatsächlich entfernt worden, und dazu noch Lymphknoten. Es war ein Karzinom von fast vier Zentimetern Größe. Die Tage danach kamen mir vor, als befände ich mich in einem Traum, aus dem ich aufwachen muß. Ich war zwar auf diese Situation vorbereitet, habe mich damit auseinandergesetzt. Habe mit meinem Mann, meinem Sohn, meiner Schwester und Freundinnen darüber gesprochen. Aber die Hoffnung, daß es doch kein Karzinom ist, die war bis zuletzt da.

Nicht gestellte Fragen von Freundinnen

Wenn mich Freundinnen besucht haben, sah ich immer so etwas wie Fragezeichen in ihren Gesichtern. Sie wußten weder, was sie machen sollten, noch wie sie mit mir reden sollten. Ich wollte eigentlich, daß sie mich genauso behandeln wie vorher. Ich habe gemerkt, daß die meisten ganz viele Fragen auf dem Herzen hatten, die aber nicht ausgesprochen wurden. Das fand ich nicht gut. Ich wollte gern diese Fragen beantworten. Aber ich wünschte mir auch, daß meine Freundinnen von sich aus fragten und nicht, daß ich auf sie zugehe. Ich habe es dann halt so laufen lassen. Wenn sie aber merkten, daß ich ihren Fragen nicht ausweiche, sondern bereitwillig Auskunft gebe, waren sie interessiert und haben sich gewundert, wie offen ich damit umgehen kann. Darüber zu erzählen, hat sehr geholfen. Jedesmal löste sich etwas von der inneren Verkrampfung.

Entscheidung für oder gegen Chemotherapie

Die Jahreszeit war mit ausschlaggebend für meine Gemütsverfassung. Die zweite Operation fiel – einen Tag nach meinem 43. Geburtstag – in die Vorweihnachtszeit, in der Stimmungsschwankungen eigentlich normal sind. Die Tage zwischen Operation und Laborbefund waren endlos für mich. Als die Tür aufging, merkte ich der Ärztin an, daß sie keine gute Nachricht für mich hat. Sie kam zu mir ans Bett und sagte: „Ich habe Ihnen leider eine schlechte Nachricht mitzuteilen: Die Lymphknoten waren befallen und wir raten Ihnen zu einer Chemotherapie." In diesem Moment brach für mich die Welt zusammen und ich fing an zu weinen. Hinterher habe ich überlegt: Wegen deiner verlorenen Brust hast du nicht geweint, aber jetzt, wegen der Chemotherapie, da weinst du. Jetzt machte ich mir erst wirklich Gedanken, was aus meinem Leben wird. Aus meiner Sicht hat dazu auch beigetragen, daß ich keinen festen Ansprechpartner unter den Ärzten hatte. Jeden Tag kam ein anderer Arzt. Es fehlte jemand, dem ich meine Ängste, Sorgen und Gefühle

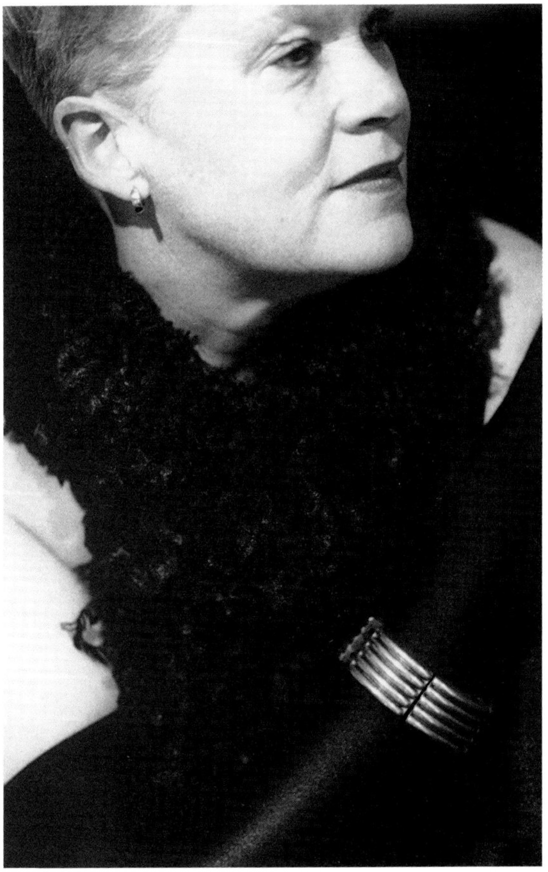

mitteilen konnte. Natürlich habe ich mit meinem Mann darüber sprechen können, aber ich merkte, daß für ihn die Situation auch sehr schwer war. Er hatte das gleiche Gefühl, alleingelassen zu sein. Auch er hatte keinen Ansprechpartner im Krankenhaus.

Chemotherapie, was passiert mit meinem Körper?

Ein paar Tage später bekam ich die erste Chemotherapie im Krankenhaus, danach wurde sie ambulant durchgeführt. Ich weiß noch genau, was es im Krankenhaus an diesem Tag zu essen gab: Lachs. Seitdem kann ich keinen Lachs mehr essen. Es wurde mir erklärt, daß ich eine nicht so starke Chemotherapie bekomme. Insgesamt sechsmal mußte ich zulassen, daß in bestimmten Zeitabständen Gift durch meinen Körper fließt, um alles zu vernichten, was mir schadet. Ich glaube, mir wurden auch die Nebenwirkungen erklärt. Genau weiß ich es aber nicht mehr. Es war mir nicht wichtig, es hat mich nicht interessiert.

Alle drei Wochen fuhr ich ganz frühmorgens in die Praxis zur Chemotherapie. Als erstes wurde mir Blut abgenommen, um die genauen Blutwerte festzustellen. Dann hatte ich eine Stunde Zeit. Diese Zeit nutzte ich immer zu einem Schaufensterbummel in der Hamburger Innenstadt. Wenn die Blutwerte in Ordnung waren, bekam ich die Infusionen. Meistens bin ich danach noch durch die Innenstadt geschlendert, da ich direkt nach den Infusionen keinerlei Nebenwirkungen spürte. Es ging mir gut.

Zu Hause legte ich mich auf die Couch und spürte, wie die Wirkung der Chemotherapie einsetzte. Was ich dabei empfand, würde ich so beschreiben: Ich lag zwar auf der Couch, aber ich selbst, also das Ich meiner Seele, entschwand aus meinem Körper und stand neben mir. Ich selbst war draußen und in meinem Körper war etwas Fremdes. Ich hatte auch nicht das Gefühl, daß ich Einfluß nehmen könnte. Dieses Gefühl hat meinen ganzen Körper übermannt. Schmerzen verspürte ich nicht. Wenn dieses Fremde in mir immer stärker wurde, bin ich ins Bett gegangen und habe geschlafen. Eigentlich habe ich das, was ich nicht wollte, verschlafen.

Nach zwei bis drei Tagen war ich wieder ich selbst. Bei der letzten Chemotherapie habe ich versucht zu feilschen, ob ich nicht darauf verzichten könnte. Ich konnte es einfach nicht mehr ertragen. Weder den Drei-Wochen-Rhythmus, noch das ständig wiederkehrende Herausgerissenwerden aus dem Alltag. Ich war beruflich selbständig und hatte ein Geschäft gemeinsam mit meiner Schwester. Ich fühlte mich gut und dann mußte ich mich wieder fallen lassen. Das empfand ich als das wirklich Unangenehme.

Ich muß Haare lassen

Nach der letzten Chemotherapie fiel mir auf, daß mehr Haare in der Bürste blieben als vorher. Ich hatte relativ lange Haare und eines Tages konnte ich meine Kopfhaut durchschimmern sehen. Da habe ich gedacht, nun mußt du etwas unternehmen. Kurzerhand habe ich die Haare abschneiden lassen. Es sah ganz toll aus und ich bekam sogar Komplimente. Sobald die Chemotherapie vorbei war, fingen die Haare auch wieder an zu wachsen. Nur die Haarfarbe, die war irgendwie farblos, ich würde sagen, wenn es so etwas gibt, eine Nichtfarbe. Sie waren weder grau noch blond. Im normalen Leben existiert diese Haarfarbe gar nicht.

Das Thema Brustkrebs ist für mich erledigt

Alle Nachuntersuchungen, die nach einer solchen Erkrankung folgen müssen, habe ich gemacht. Jedes halbe Jahr bin ich zur Mammographie, Knochenszintigraphie und Untersuchung des Oberbauches gegangen. Ich fühlte mich gesund und geheilt. Freunde fragten mich oft, ob ich nicht permanent Angst habe, daß der Krebs wiederkommt. Aber alles, was ich tun konnte, um gesund zu werden, habe ich getan. Es bedeutete für mich nicht, daß ich lebenslang Krebs habe. Für mich selbst hatte ich den Krebs überwunden und schaute nur nach vorn.

Fünf Jahre später

Ich war bei Freunden zu Besuch und beim Aufwachen hatte ich das Bedürfnis, meine linke Brust anzufassen, als wenn eine innere Stimme es mir befohlen hätte. Ich spürte einen Knoten, der etwa die Größe einer Erbse hatte. Mein erster Gedanke war: Scheiße, jetzt hast du wieder was! Das habe ich vor mir selbst aber gar nicht erst zugelassen. Nicht auch noch meine zweite Brust! Zurück in Hamburg bin ich auch nicht zum Arzt gegangen. Ich habe den Knoten einfach in meiner Brust gelassen.

Aufgrund einer Stoffwechselerkrankung nahm ich vor Jahren Kontakt zu einem Syrer auf. Er ist spezialisiert auf bioenergethische Therapie. Auch in der Zeit während der Chemotherapie hat er mich begleitet. Ich vertraute ihm bald mehr als meinen Ärzten. Deshalb habe ich ihn wegen diesem neuen Knoten um Hilfe gebeten und nicht meinen Arzt. Leider mußte er zurück nach Syrien. Was blieb mir anderes übrig, als zu meiner Frauenärztin zu gehen. Die schickte mich sofort zum Radiologen. Diesmal konnte man den Knoten gut erkennen. In einem

Abschlußgespräch eröffnete mir meine Ärztin, daß ich auf jeden Fall diesen Knoten entfernen lassen müßte.

Erneuter Krankenhaustermin zum Besprechen der Operation

Ich habe zu meinem Mann gesagt: „Ich weiß, was auf mich zukommt. Aber diesmal werde ich um meine Brust kämpfen. So unvorbereitet wie beim ersten Mal bekommen sie meine letzte Brust nicht." Jetzt wollte ich auch, daß mein Mann bei dem Gespräch dabei ist. Die erste Erkrankung habe ich irgendwie mit mir allein ausgemacht. Diesmal brauchte ich meinen Mann. Der Arzt erklärte uns, daß eigentlich alles genauso ablaufen würde wie beim ersten Mal. Ich hörte es und es war mir egal. Etwas anderes war mir jedoch nicht egal: Der Arzt saß da ganz lässig auf einer Pobacke. Er griff nach einer herumliegenden Serviette und kritzelte darauf herum. Sein Gekritzel sollte uns verdeutlichen, wie die Operation vonstatten gehen sollte. Das war doch kein Gespräch. Mein Mann und ich haben uns nur angeschaut. Wir haben es nicht verstanden. Ich dachte, was passiert hier eigentlich. Auf einer Serviette kritzelt dir ein Arzt auf, wie du deine Brust verlierst. Ich wußte sofort: Dieser Arzt bekommt meine Brust nicht.

Für mich stand fest, daß ich es weder von diesem Chirurgen noch in diesem Krankenhaus machen lasse. Die Art und Weise, wie der Arzt über die Operation geredet hat, und wie er durch mich durchgeschaut hat, fand ich schockierend. Ich hatte das Gefühl, er sei nur an meiner Brust interessiert. Er sah in mir nur eine Brust, ich als Mensch existierte überhaupt nicht. Das wollte ich nicht noch einmal erleben. Ich habe den Operationstermin kurzerhand abgesagt.

Ich weiß nicht mehr weiter

Ich wußte nicht mehr, was ich jetzt machen sollte. Irgendwann machte mein Mann einen Vorschlag: „Der Syrer hat doch angeboten, daß du ihn jederzeit in Syrien besuchen kannst und er dich dort behandelt." Daran hatte ich bislang überhaupt noch nicht gedacht. Meine Frauenärztin war dagegen und gab mir zu verstehen, daß ich mit meinem Leben spiele. Aber für mich stand fest: Ich fahre nach Syrien! Die Reiseformalitäten waren schnell erledigt. Gleich nach meiner Ankunft begannen wir mit der Therapie. Ergebnis: Der Tumor veränderte sich, er wurde kleiner. Hoffnung keimte in mir auf. War die Reise nach Syrien der richtige Schritt gewesen? Aber ebenso wie er sich verkleinert hatte, nahm er wieder seine ursprüngliche Größe an.

Ich wollte nicht auch noch meine zweite Brust verlieren. Mit allen Mitteln, die mir zur Verfügung standen, wollte ich um meine Brust kämpfen. Auch wenn meine Ärztin der Ansicht war, ich spiele mit meinem Leben. Ich spiele nicht mit meinem Leben, ich möchte doch nur meine Brust behalten. Der Syrer riet mir nach drei Wochen, den Knoten in meiner Brust operativ entfernen zu lassen. Er konnte mir zu diesem Zeitpunkt nicht mehr helfen und hielt es für unverantwortlich weiterzumachen. Ich war traurig, denn ich hatte große Hoffnungen in ihn gesetzt. Die Reise habe ich nicht bereut, auch wenn sie teuer war, aber für mich persönlich stellte sie einen ganz wichtigen Schritt für die Zukunft dar. Auch wenn ich meine Brust verlieren würde, hatte ich wenigstens alles unternommen, um sie zu retten.

Ich bin weiter auf der Suche

Das Fernsehen brachte einen Bericht über eine Klinik in Hamburg, die über ein Gerät zum Ausstanzen von kleinen Tumoren verfügt. Glücklicherweise hat mein Mann diese Reportage gesehen und mir davon erzählt. Er sagte, daß es sich gut anhört und ich mich genauer informieren sollte. Ich rief in der Klinik an und schilderte einem Arzt, was bisher gemacht worden sei. Ich verschwieg auch nicht, daß ich um meine letzte Brust kämpfen würde. Der Arzt erklärte mir, daß die Stanze nur für Tumore bis zu einer Größe von maximal einem Zentimeter geeignet sei. Von einem größeren Tumor wird ein kleiner Teil entnommen und das Gewebe im Labor untersucht. Ich wollte auf jeden Fall vor einer Operation wissen, um was für eine Art Tumor es sich handelt. Leider fiel auch dieser Befund positiv aus. Damit hatte ich gerechnet.

Mein Bauch soll meine Brust werden

Also packte ich erneut meine Tasche und ging ins Krankenhaus. Zwischenzeitlich hatte sich das Implantat meiner ersten Operation verkapselt und mußte entfernt werden. Diesmal geriet ich an einen Arzt, der sich viel Zeit für Erklärungen nahm. Er war auch die ganze Zeit mein Ansprechpartner. Ich war damals etwas rundlich und mein Arzt erklärte mir, daß er aus meinem Bauch das Gewebe für den Brustaufbau entnehmen möchte. Da ich genügend Eigengewebe zu diesem Zeitpunkt hätte, könnte ich auf Implantate verzichten. Der Vorteil gegenüber einem Implantat liegt darin, daß die Brust den natürlichen Alterungsprozeß mitmacht. Das ist bei Implantaten nicht der Fall, denn sie bleiben auch im Alter noch fest und es wirkt dann unnatürlich.

Dieser Aufbau könnte nicht sofort gemacht werden, aber falls ich mich dafür entscheiden würde, könnten die Vorbereitungen dafür schon beginnen. Auch das Implantat würde er

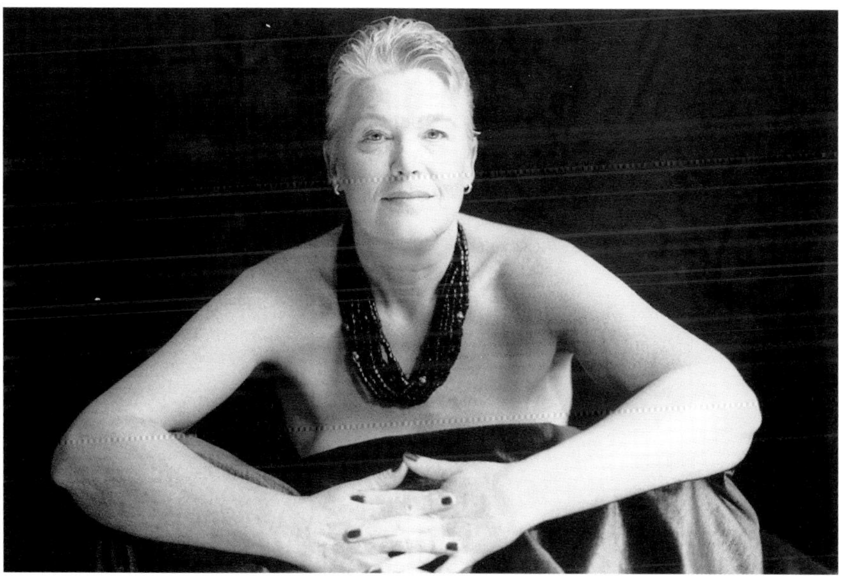

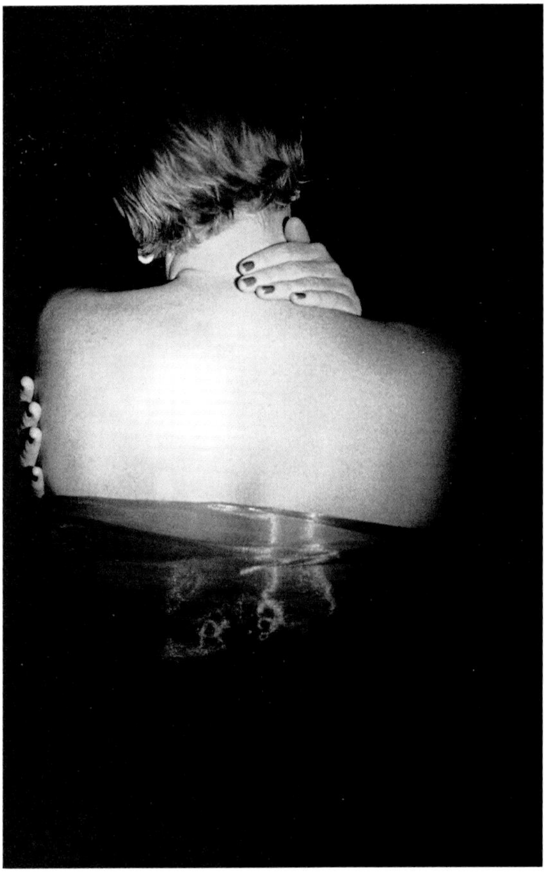

erst bei der zweiten Operation entfernen. Ich freute mich auf den Aufbau und hatte deswegen auch nicht so große Angst vor der Operation. Die Operation selbst verlief ohne Komplikationen. Jetzt hatte ich auch meine letzte Brust verloren.

Auch ich habe Glück: keine Chemotherapie

Auf eine Chemotherapie wurde verzichtet. Darüber war ich natürlich sehr glücklich, denn ich hatte von vornherein gesagt, daß ich mich nicht noch einmal einer Chemotherapie unterziehe. Mit den Nebenwirkungen der Chemotherapie kann ich umgehen. Etwas anderes ist nicht zu beschreiben: das Gefühl, neben sich zu stehen, keinen Einfluß auf sich selbst nehmen zu können. Gegen Schmerzen nimmt man eine Tablette und sie verschwinden. Aber gegen den Zustand bei der Chemotherapie gibt es kein einziges Mittel.

Jeder Mensch durchlebt das anders. Man will diesen Zustand nicht und hat keine Mittel, mit seinem Körper zu kommunizieren. Es ist wie in einem luftleeren Raum. Ein Zustand, der nicht faßbar ist. Eine Zeitlang konnte ich das Wort Chemotherapie nicht ertragen. Wenn aber der Arzt bei meiner letzten Operation zu mir gesagt hätte, ohne Chemotherapie sind Ihre Überlebenschancen sehr gering, Sie leben nur noch ein paar Monate, dann hätte ich es wahrscheinlich doch gemacht. Chemotherapie liegt auf einer anderen Ebene. Ich kann das nicht mit Worten beschreiben.

Sich verändern heißt auch Trennung

Ein paar Tage nach der Operation fühlte ich mich wie in einem Traum. Mir kam es vor wie eine Ansammlung von Lebensumständen, die ich versuchen muß zu verändern. Ich mußte mich von Balast befreien. Dieses Befreien und Trennen, dieses Sich-verändern-wollen, war in meinen Gedanken präsent. Es auszuleben war etwas ganz anderes. Mir wurde bewußt, daß Freunde nicht immer Freunde sind. Früher waren alle Menschen, die ich kannte, meine Freunde. Ich wollte, daß jeder mich nett findet. Alle sollten mich mögen. Von mir kam keinerlei Widerrede. Das Wort Nein kannte ich nicht. Dieses Verhalten habe ich immer gehaßt, aber ich hatte keine Kraft, mich durchzusetzen. Durch die Erlebnisse der letzten Jahren habe ich die Kraft gefunden, meine Meinung zu äußern. Jetzt entscheide ich, was mir gut tut, und nicht länger die sogenannten Freunde. Die Menschen, mit denen ich jetzt zusammen bin, denen ich erzählen kann, was mich bedrückt oder worüber ich mich freue, das sind wirkliche Freunde für mich.

Ich und der Arzt haben gemeinsam über meine Brust entschieden

Wenn ich jetzt nach der Operation aufwachen würde, weiß ich, was passiert ist. Diesmal habe ich alles versucht: Heilpraktiker, Syrien und Stanze. Ich habe wirklich gekämpft. Diesmal habe ich es entschieden. Nicht wie beim ersten Mal, als alles ganz schnell vom Arzt entschieden wurde. Diesmal hatte ich mir Zeit genommen und habe Entscheidungen über meinen Körper getroffen. Ich möchte in Entscheidungen, die meinen Körper betreffen, mit einbezogen werden und auch die einzelnen Schritte verstehen. Wenn der Arzt zu mir sagt, wir müssen die Brust entfernen, dann möchte ich es auch vom Kopf her nachvollziehen können. Ich möchte daran beteiligt sein. Oft habe ich das Gefühl gehabt, daß Ärzte die wichtigste Person überspringen: Nämlich die betroffene Person – die Patientin.

Mein Bauch ist weg und meine Brüste wieder da

Zwischenzeitlich hatte ich Kontakt zu einem Heilpraktiker aufgenommen. Vor jeder Operation habe ich eine Vor- und Nachbereitung gemacht und mich dadurch besser gefühlt.

Der Eingriff dauerte fünf Stunden, der anschließende Krankenhausaufenthalt zwei Wochen. Eine Woche davon mußte ich in einer Art Sitz-Liege-Haltung verbringen. Danach durfte ich zum ersten Mal aufstehen. Unter großen Schmerzen konnte ich nur ganz, ganz langsam in gebückter Haltung gehen, damit die Narbe am Bauch nicht aufplatzt.

Ich mußte mich erst daran gewöhnen, daß meine neuen Brüste früher mein Bauch waren. Am Anfang waren sie Fremdkörper für mich. Plötzlich war mein Bauch weg und und die Brust wieder da. Das war irgendwie toll. Ich fand es beeindrukkend. Mein Busen war es gefühlsmäßig noch nicht. Daß das alles Zeit braucht zu verheilen, eins zu werden mit dem restlichen Körper, das war mir bewußt. Es kam vor, daß mein Körper sich ganz warm anfühlte und die Brust kalt. Aber jetzt, zwei Jahre später, sind es meine Brüste auch vom Gefühl her. Sie gehören zu mir.

Routineuntersuchung mit Folgen

Bei einer Routineuntersuchung wurde ein Lymphknoten ertastet. Mein erster Gedanke: Nein, nicht schon wieder. Ich spürte, wie leid es meinem Arzt tat, diesen Knoten gefunden zu haben. Dieses Gefühl tat mir in dem Moment gut. Vorsichtshalber wollte er den Knoten entfernen, um sicherzugehen, daß es nichts Bösartiges ist. Ich hatte keine Angst vor einer weiteren Operation, sondern Angst davor, wieder einmal meine Angehörigen davon zu unterrichten.

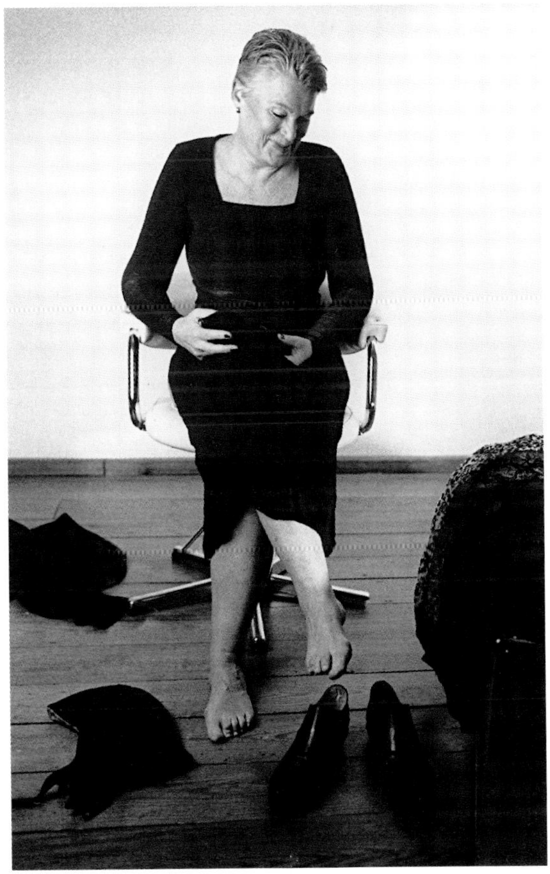

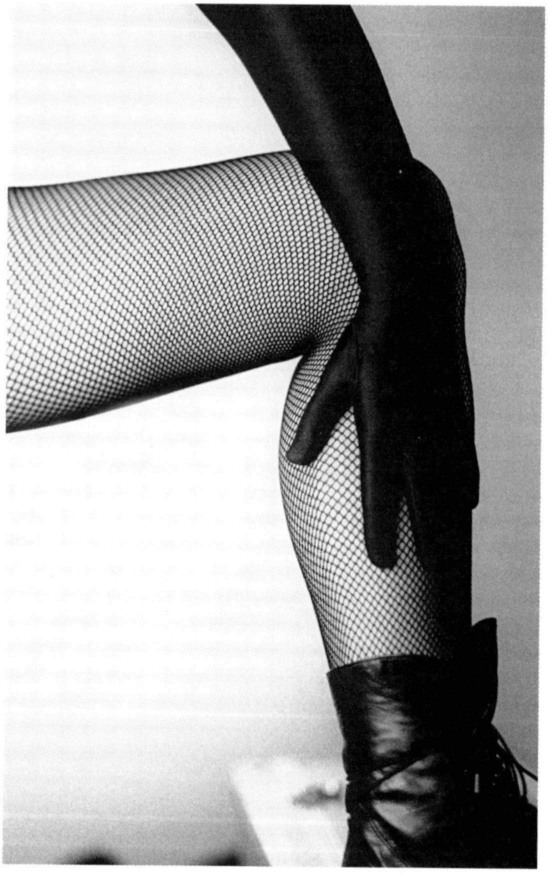

Manches Mal habe ich überlegt, ob ich mich auch ohne meine Krebserkrankung so verändert hätte. Ich glaube nicht. Es hat mich immer gestört, daß ich es nicht schaffe, einfach Ingrid zu sein. Ich wollte nicht etwas tun, von dem ich denke, daß andere es von mir erwarten. Die neue Ingrid ist für viele unbequem und mancher hätte mich gern so wie früher. Sie werden mich so akzeptieren müssen, wie ich jetzt bin oder sich zurückziehen. Zu einigen Menschen ist der Kontakt abgebrochen, aber ich merke, daß ich sie nicht vermisse. Ein anderes Beispiel für mein neugewonnenes Selbstbewußtsein ist meine Kleidung. Ich verstecke meinen Körper nicht mehr unter weiter Kleidung, sondern trage gerne körperbetonte Oberteile. Es macht mir Spaß und ich fühle mich, als nähme ich jetzt erst richtig am Leben teil. Für mich persönlich hat meine Erkrankung eine sehr große Wirkung auf mein ganzes Leben gehabt, und es gibt Augenblicke, da habe ich emotionale Probleme, alles in geordnete Bahnen zu lenken. Ich will dann zu viel auf einmal. Meinem inneren Gleichgewicht komme ich immer näher, aber ich lasse mich auch fallen, wenn der Körper die Signale dazu sendet. Es kann auch heute noch passieren, daß ich nach dem Warum frage. Früher habe ich es aber nicht so schnell geschafft, aus dieser Stimmung heraus zu kommen. Heute gelingt es mir. Abschließend möchte ich, auch wenn es einigen Menschen merkwürdig vorkommen mag, behaupten, daß sich mein Leben zum Positiven verändert hat. Ich meine Leben und nicht Überleben.

Mein Leben hat sich positiv verändert

„Die Brust ist der Teil
einer Frau, der nach außen
hin Weiblichkeit bedeutet."

Jens G., 45 Jahre,
Ingrids Ehemann

Die Nähe des Todes

Ich wußte, daß Brustkrebs tödlich verlaufen kann und ich hatte Angst davor. Als meine Frau aus der Narkose erwachte und mich fragte, ob ich das Operationsfeld einmal sehen möchte, war mir das im ersten Moment unangenehm. Ich kann gar nicht sagen weshalb, aber ich fühlte mich nicht wohl. Vor dem Anblick der Wunde selbst hatte ich keine Angst, sondern damit war etwas Unbegreifliches verbunden, vor dem ich mich fürchtete. Die Wunde machte den Tod für mich sichtbar. Es dauerte lange, bis ich damit umgehen konnte.

Als Angehöriger fühlte ich mich alleingelassen. Ich stand irgendwie daneben. Für eine Frau sind mit einer solchen Krankheit starke seelische Belastungen verbunden. Sie wird innerhalb von zehn Tagen mit einer Sache konfrontiert, über die sie nie vorher nachgedacht hat. Die Angst, meinen Partner zu verlieren, ließ verhältnismäßig schnell nach, nachdem die Ergebnisse aus dem Krankenhaus vorlagen. Ich fand zu meinem normalen Lebensrhythmus zurück, auch Ingrids Wunde sah ich im täglichen Umgang gar nicht mehr.

Lebensperspektiven verändern sich

Der Umgang mit dieser Krankheit verändert die Menschen. Beide Partner müssen ihr Leben neu bewerten. Diese Situation hat mich viel mehr beschäftigt als die körperliche Veränderung an meiner Frau. Wir haben beide unser Leben neu definiert, aber jeder auf eine andere Weise. Ich komme noch nicht mit der Krankheit zurecht, denn dadurch, daß sie immer wieder auftritt, kann ich nicht damit abschließen. Das geht auch meiner Frau so. Beim ersten Befund akzeptierte ich, daß wir damit leben müssen, dann kam der zweite Befund und mir wurde klar, wir müssen wirklich damit leben.

Mein Leben steht unter den gleichen Perspektiven wie vorher. Etwas hat sich allerdings grundlegend geändert: das Gefühl, daß ich jetzt mehr Verantwortung trage. Vor der Erkrankung habe ich versucht, meine Lebensperspektiven zu verändern. Das hängt auch mit dem Alter zusammen. Da kommen viele Sachen zusammen. Dann aber bestimmt die Krankheit die weitere Lebensplanung. Nach der ersten Operation verabschiedete ich mich von manchen Vorstellungen. Jeder von uns hat Ideen, wie sein Leben verlaufen soll, da hat so eine einschneidende Krankheit keinen Platz. Man plant etwas und braucht, je älter man wird, mehr Zeit, Kraft und Mut als früher, um es zu verwirklichen. Diese Zeit, Kraft und Mut braucht man jetzt zu allererst, um zu begreifen, daß das Leben nicht immer so vorauszuplanen ist.

Weil Ingrid beim ersten Mal eigentlich die Erkrankung mit sich selbst ausgemacht hat, und wir nicht sehr viel darüber geredet haben, fiel es mir schwer zu begreifen, was passiert war. Ich habe das Ausmaß dessen, was damit zusammenhing, nicht begriffen. Beim zweiten Mal konnten wir besser darüber sprechen. Da hatte ich das Gefühl, daß wir gemeinsam an die Sache herangehen. Warum Ingrid beim ersten Mal alles allein gemacht hat, weiß ich nicht. Früher hatten immer andere Menschen Krebs. Auf einmal war er aber ganz in meiner Nähe. Ich stieß zufällig auf einen Bericht über einen Arzt in Hamburg, der sehr schonend Gewebeproben entnimmt. Davon habe ich meiner Frau erzählt und sie nahm Kontakt zu diesem Arzt auf. Das ist nur ein Beispiel dafür, daß ich mich viel intensiver als beim ersten Mal mit dem Thema Brustkrebs auseinandersetzte.

Beim ersten Mal machte meine Frau die Krankheit mit sich selbst aus

Für mich waren die Brustaufbauten nicht wichtig. Hätte Ingrid sich die Brust nicht wieder aufbauen lassen, es hätte mich nicht gestört. Ich habe aber gemerkt, daß Ingrid gelitten hat. Der Aufbau hat ihr Selbstbewußtsein gegeben. Daß die Operationen darüber hinaus noch so gut gelungen sind, freut mich für Ingrid. Sie sprach zuerst mit dem Arzt, dann haben wir uns gemeinsam informiert, aber die Entscheidung traf letztlich Ingrid.

Brustaufbau war mir nicht wichtig

Die Öffentlichkeit ist zwar aufgeklärt oder tut zumindest so, aber ich glaube, wenn sich betroffene Frauen ohne Brust zeigen, dann reagieren die Menschen doch anders als erwartet. Als fehle der Körperteil, der für absolute Weiblichkeit steht. Bei Krebs hat man immer den Tod vor Augen. Und ausgerechnet ein Teil der Weiblichkeit erinnert daran, daß man eigentlich todkrank ist.

Schrecklich fand ich immer, wenn jemand mich fragte, wie es meiner Frau geht. Sollte ich antworten: „Ingrid wurden zwei Brüste amputiert, und es geht ihr gut"? Was denken sich Menschen eigentlich, so eine Frage zu stellen. Eigentlich müßten sie fragen: „Wie geht Ingrid damit um?" Oder: „Wie gehst du damit um?" Aber die meisten bezogen diese Frage lediglich auf die fehlende Brust. Es wollte niemand wissen, ob ich Angst hatte, Ingrid zu verlieren. Wenn ich erwiderte, daß es ihr gut ginge, meinte ich es rein medizinisch. Wie es im Innersten eines Menschen wirklich aussieht, kann nicht einmal der Partner genau wissen.

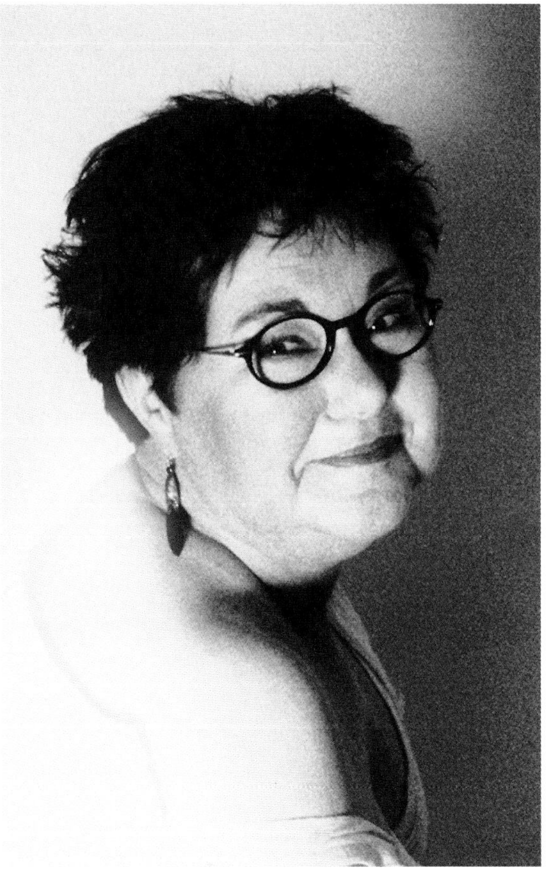

„Ich wurde häufig gefragt, wie mein Mann damit zurechtkommt, daß ich nur noch eine Brust habe. Ich wurde selten gefragt, wie ich damit zurechtkomme."

Brita A., 54 Jahre,
verheiratet,
zwei erwachsene Söhne,
lebt in Ost-Holstein

Erlebnisse bei der Vorsorge: Sie sind kein Typ für Brustkrebs

Zur Vorsorge bin ich regelmäßig einmal im Jahr gegangen, aber nicht zur Mammographie. Eigentlich nur dann, wenn mein Arzt der Meinung war, es wäre wieder an der Zeit, eine Mammographie machen zu lassen. Ich habe sogar erlebt, daß eine Ärztin mich bei der Krebsvorsorge nur ganz flüchtig abgetastet und danach zu mir gesagt hat: „Sie sind kein Typ für Brustkrebs. Sie müssen nicht zur Mammographie." Zu dieser Ärztin bin ich nicht wieder hingegangen. Danach hatte ich dann über viele Jahre einen Gynäkologen, bei dem ich mich untersuchen ließ. Meine Freundin hat mir etwas Ähnliches erzählt, allerdings von einem anderen Arzt. Wie können Ärzte einem so etwas sagen?

Meine Brust sieht anders aus. Habe ich mich gestoßen?

Beim Abtrocknen nach dem Duschen habe ich im Spiegel gesehen, daß die Hautoberfläche der rechten Brust verändert aussah, wie soll ich sagen, wie eine Apfelsine. Da habe ich getastet und etwas gefühlt. Ich habe mir eingeredet, daß es nichts Schlimmes ist und habe die Stelle auch meinem Mann gezeigt. Auch er gab zu, daß die Brust ein bißchen verändert aussieht. Wie immer passiert so etwas am Wochenende. Ich habe mir große Sorgen gemacht, aber mein Mann war der Meinung, ich solle mir nicht so viele Gedanken machen und das abwarten, was Montag die Ärztin sagt. Ständig habe ich daran gedacht und mußte mich doch sehr zurückhalten, nicht auch noch darüber zu sprechen. Für mich stand fest, daß es sich um etwas Schlimmeres handelt. Wieso, kann ich nicht genau sagen. Ich spürte es einfach.

Mammographie: Der Befund ist positiv

Am Montag morgen bin ich zu meiner Hausärztin gegangen. Sie sagte auch sofort, daß da etwas sei und fragte mich, ob ich mich gestoßen hätte, denn die Stelle sähe bläulich aus. „Das müssen wir abklären lassen", entschied sie. Ich bin von meiner Ärztin sofort zum Röntgenarzt gegangen. An der ganzen Art, wie die Untersuchung durchgeführt wurde, habe ich sofort gemerkt, daß meine Vermutung vom Wochenende stimmt. Die Untersuchungen nahmen überhaupt kein Ende. Mir war klar, daß da etwas ist. Der Arzt hat ganz offen mit mir darüber gesprochen, daß es seiner Meinung nach ein bösartiger Knoten wäre. Allein anhand der Mammographie konnte er allerdings nicht sagen, um was es sich genau handelt. Aber er hat mir schon klar gemacht, daß es sich seiner Meinung nach um Brustkrebs handeln könnte. Ich wollte allerdings auch, daß er mir seine Befürchtung offen mitteilt. Auf der Fahrt nach Hause war ich wie betäubt.

Gespräch im Krankenhaus

Am nächsten Tag hatte ich einen Termin im Krankenhaus. Ich habe dem Arzt wiederholt, was mir der Röntgenarzt gesagt hat. Der Arzt meinte, daß er mir gern etwas anderes sagen würde, aber die Chancen stünden achtzig zu zwanzig. Achtzig, daß es bösartig sei, zwanzig, daß es gutartig sei. Die Sonographie hatte ergeben, daß man in den Lymphknoten der Achselhöhlen noch nichts feststellen konnte. Das war für mich eine sehr positive Nachricht.

Ich will meine Brust nicht verlieren

Da ich eine panische Angst vor einer Amputation hatte, gab ich meine Zustimmung nur für eine brusterhaltende Operation. Am Freitag wurde ich operiert. Als ich aus der Narkose aufwachte, spürte ich Schmerzen auch in der Achselhöhle. Die Lymphknoten waren entfernt und zur Laboruntersuchung eingeschickt worden. Nach der Operation erholte ich mich eigentlich sehr schnell und fühlte mich auch emotional recht gut. Aber dann begann das lange Warten auf die Befunde des Labors. Ich redete mir immer wieder Mut zu. Mein Mann, meine Söhne, meine Freundin und meine Arbeitskollegen haben mir in dieser Zeit die Kraft gegeben, positiv zu denken. Ich hatte das gute Gefühl, daß die Ärzte alles entfernt hatten und ich, wenn der genaue Laborbefund da ist, nach Hause gehen könnte.

Der große Rückschlag

Nach acht Tagen kam mit dem Laborbefund für mich der große Rückschlag. Mein behandelnder Gynäkologe, ein sehr ruhiger Arzt, war in Urlaub. Ich habe mich bei diesem Arzt immer sehr gut aufgehoben gefühlt, denn gerade seine ruhige Art hatte mir die Angst genommen. Seine Oberärztin war anders, forsch und direkt. Sie teilte mir mit, daß ihrer Ansicht nach die Prognose für eine brusterhaltende Operation äußerst ungünstig sei. Ich müsse mich mit dem Gedanken an eine Amputation befassen. In diesem Augenblick habe ich gedacht, jetzt drehst du durch. Sie sagte mir, daß bei einer Operation sicherheitshalber auch immer gesundes Gewebe entfernt würde. In diesem Gewebe befand sich noch ein weiterer Tumor. Es sei deshalb ratsam, die Brust zu amputieren. Es stellte sich heraus, daß auch ein Lymphknoten befallen war. Als die Ärztin mir das so direkt vor den Kopf knallte, gab es einen Moment, in dem ich dachte, jetzt bringe ich mich um. So ohne weiteres wollte ich einer Amputation nicht zustimmen. Ich rief meine Hausärztin an und die schlug vor, daß wir eine zweite Meinung einholen. Sie hat sich darum gekümmert und in diesem Augenblick habe ich gedacht, na ja, vielleicht ist es ja doch nicht so schlimm.

Ich habe Angst um meine Brust

Genau am 23. Dezember hatte ich ein Gespräch mit dem Arzt, den meine Ärztin mir empfohlen hatte. Weil er ein sehr einfühlsamer und verständnisvoller Arzt war, war es ein sehr nettes Gespräch. Aber er sagte mir klipp und klar: „Wenn Sie eine Chance haben wollen, müssen Sie diese Amputation vornehmen lassen. Ihre Chancen steigen dadurch erheblich. Die Operation sollte auch so schnell wie möglich vorgenommen werden."

Die Angst vor Verstümmelung

Das Weihnachtsfest war wirklich schlimm. Ich habe auch mit niemandem, außer natürlich mit meinem Mann, darüber gesprochen, ob ich einer Amputation zustimmen soll oder nicht. Der Gedanke an eine Amputation war für mich schlimmer als die Tatsache, daß ich Krebs habe. Die Vorstellung der Verstümmelung war für mich ganz schrecklich. Für meinen Mann war es egal, wie ich mich entscheiden würde, für ihn war das Wichtigste, daß ich gesund werde. Es ist schon merkwürdig: Als ich jung war, fand ich meinen Busen nicht schön, ich wollte immer einen größeren haben. Je älter ich wurde, desto schöner fand ich meinen Busen und als ich ihn schön fand, sollte ich ihn verlieren. Der Gedanke an eine Amputation war für mich ganz entsetzlich.

Ich hätte mir die Operation sparen können

Im Januar wurde ich erneut operiert. Wieder begann das Warten auf den Laborbefund. Eigentlich wäre es besser gewesen, wenn die Ärzte mir diesen neuen Befund nicht mitgeteilt hätten. Wie sich herausstellte, war in dem Gewebe (dieses Gewebe war meine amputierte Brust!) nichts mehr gefunden worden. Die Ärzte hatten also schon beim ersten Mal alles entfernt. Eigentlich hätte ich mir diese zweite Operation sparen können. Körperlich habe ich mich sehr schnell erholt. Seelisch habe ich sehr lange gebraucht.

Chemotherapie: die feindliche Übernahme

Ich habe nur zwei Tage Zeit gehabt, mich mit dem Gedanken an eine Chemotherapie zu befassen. Vielleicht war das auch gut so. Chemotherapie ist für alle Frauen etwas Unbekanntes, zwar hat man viel darüber gehört, aber genau beschreiben kann man es nicht. Ich habe es als etwas Feindliches empfunden. Die Chemotherapie dauert ein halbes Jahr. Insgesamt sind es sechs Zyklen, also zweimal im Monat. Ich bin jedesmal für einen Tag ins Krankenhaus gegangen. Während die Medikamente ganz langsam durch die Schläuche liefen und von meinem Körper Besitz ergriffen, versuchte ich, mich mit ihnen anzufreunden. Ich redete mir ein, daß diese Medikamente dafür sorgen, daß ich am Leben bleibe. Am Tag der Chemotherapie fühlte ich mich

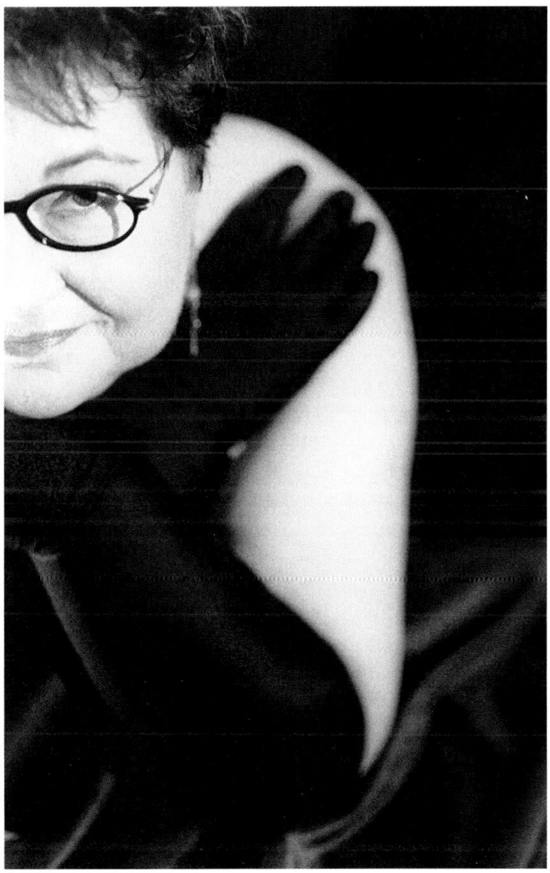

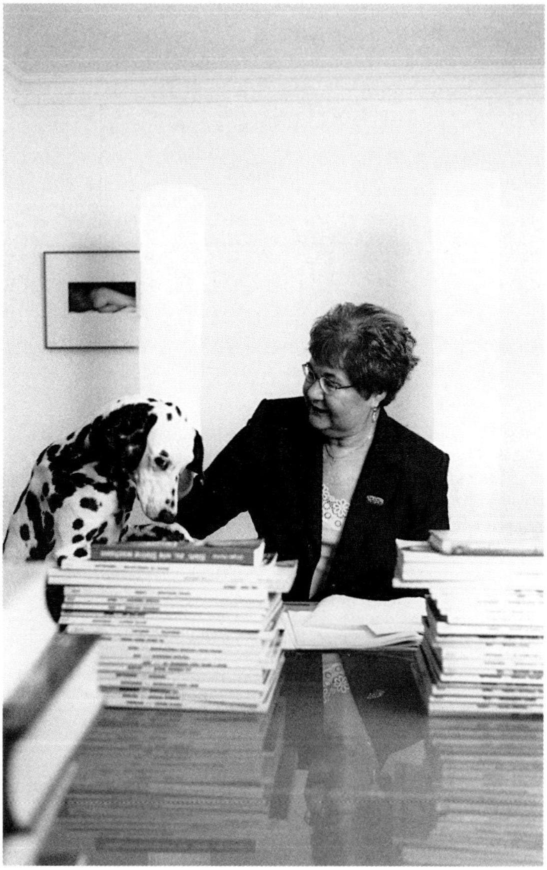

immer sehr gut. Außer einem leichten Sausen im Kopf spürte ich nichts. Auch am zweiten Tag ging es mir relativ gut. Ich fühlte mich etwas schlapp und müde, aber das war auch alles. Am dritten Tag wurde es schlimmer. Dann kam die Übelkeit. Aufgrund einer anderen Erkrankung hatte ich Kontakt zu einem Therapeuten aufgenommen, der diese Erkrankung mit Akupunktur behandelte. Natürlich wußte er auch von meiner Brusterkrankung und davon, daß ich eine Chemotherapie machte. Ich erzählte ihm von den Schwierigkeiten. Er versicherte, daß Akupunktur die Symptome der Chemotherapie lindern könne. Deshalb bin ich vor jeder Chemotherapie zur Akupunktur gegangen und habe mich behandeln lassen. Ich mußte noch einen speziellen Tee trinken und tatsächlich vertrug ich die Chemotherapie danach besser.

Nicht nur die Übelkeit ist eine Nebenwirkung der Chemotherapie. Die Veränderung der Haare macht einem noch mehr zu schaffen. Meine Haare wurden immer dünner. Sie waren wie Gummi, richtig tot. Es baute mich nicht gerade auf, in den Spiegel zu sehen. Eigentlich wollte ich keine Perücke aufsetzen, aber es gab Momente, da fühlte ich mich so häßlich. Mit der Perücke fühlte ich mich gleich besser.

Reaktionen auf meine Erkrankung

Was mich auch gestört hat, war die Reaktion von entfernten Bekannten. Die Frage, ob die Brust nun ab sei, und wenn ich es dann bejahte, die Bemerkung: „Hoffentlich kommt dein Mann damit zurecht." Diese Fragen empfand ich als sehr intim. Es wurde selten gefragt, wie ich damit zurechtkomme. Ich hatte das Gefühl, daß eine Frau allein auf die Unversehrtheit der Brüste reduziert wird. Ich habe aber auch viel Zuwendung erlebt, zum Beispiel von Seiten meiner Arbeitskollegen und in meinem Freundeskreis. Das hat mir sehr geholfen. Natürlich hat meine Familie zu mir gehalten, aber das ist etwas anderes.

Begleitendes Medikament: Tamoxifen

Als Medikament zur weiteren Behandlung nehme ich jetzt Tamoxifen. Tamoxifen soll Unterleibskrebs begünstigen, aber mein Arzt rät dringend davor ab, Tamoxifen aus dieser Angst heraus abzusetzen. Es muß natürlich auf eine sehr engmaschige Überwachung geachtet werden.

Ich kann mich nicht nackt im Spiegel anschauen

Nachdem die Wunde verheilt war, bekam ich eine Prothese. Die wurde mir bereits im Krankenhaus angepaßt. Ich freute mich auf die Prothese, denn ich konnte mich nicht mehr nackt anschauen. Ich fühlte mich verstümmelt und häßlich. Vor der

Operation hatte ich keine Probleme, mich nackt zu zeigen. Mein Mann spürte natürlich diese Veränderung und eines Abends meinte er zu mir, daß es so nicht weiterginge und wir uns jetzt gemeinsam die Narbe anschauen würden. Für meinen Mann war das ganz normal, denn er hat mich immer noch als vollständige Frau gesehen. Für ihn war wichtig, daß ich lebe. Gesund bin. Das stand für ihn an erster Stelle. Es hat mir sehr geholfen, wie mein Mann mit dieser Situation umgegangen ist. Wenn es nach mir gegangen wäre, hätte ich sofort einen Brustaufbau machen lassen. Mein Gynäkologe und meine Internistin haben mir davon abgeraten. Ich solle noch zwei Jahre warten, bis alles richtig verheilt sei. Der Gynäkologe hatte auch Bedenken gegen ein Implantat. Ich persönlich hatte keine Bedenken. Ich wollte nur eine neue Brust.

Da ich sehr gerne schwimmen gehe und trotz eines speziellen Badeanzugs immer das Gefühl hatte, meine Prothese schwimmt oben auf dem Wasser, stand für mich fest, daß ich meine Brust wieder aufbauen lasse.

Pech und Glück liegen oft nah beieinander

Durch eine andere Erkrankung lernte ich eine Chirurgin kennen. Während sie mich untersuchte, erzählte ich ihr von meiner Krebserkrankung und daß ich sehr gerne einen Brustaufbau machen lassen würde. Sie eröffnete mir, daß sie sehr viel Erfahrung auf diesem Gebiet habe. Ich hatte gleich beim ersten Gespräch großes Vertrauen zu dieser Chirurgin. Zu Hause habe ich mit meinem Mann darüber gesprochen und er meinte, wenn ich es möchte, dann solle ich es machen lassen. Gemeinsam sind wir zu einem Beratungsgespräch gefahren. Die ganze Art der Chirurgin, wie sie mir und meinem Mann die Operation erklärt hat, jede Frage beantwortet hat: Ich war entschlossen, daß diese Chirurgin meine Brust wieder aufbauen soll. Diese Chirurgin, das spürte ich, wußte ganz genau, was sie sagte und machte. Ich habe mit meiner Krankenkasse gesprochen, und es gab seitens der Kasse keinerlei Probleme. Diesmal hatte ich überhaupt keine Angst. In mir war eine große Erwartung.

Brustrekonstruktion und Einsetzen eines Expanders

Aus meinem Rückenmuskel wurde ein etwa Handteller großer Muskel für die Brustrekonstruktion entfernt. Gleichzeitig wurde ein Gewebeexpander eingesetzt. Dieser Expander soll das Gewebe ganz langsam dehnen. Der Expander ist eine leere Hülle, an die ein Ventil befestigt ist. Beim ersten Mal wurde der Expander mit 100 Milliliter Kochsalzlösung aufgefüllt. In Abständen von zwei bis drei Wochen mußte ich in die Klinik fahren und

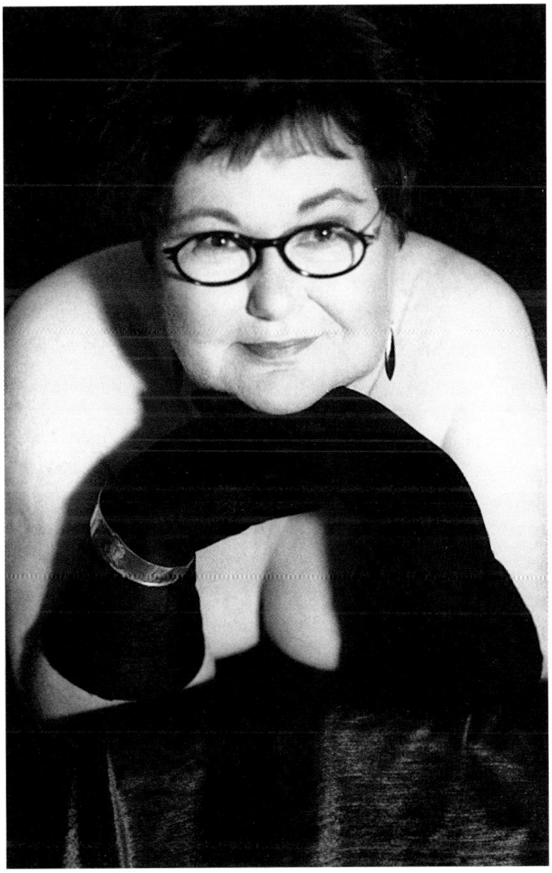

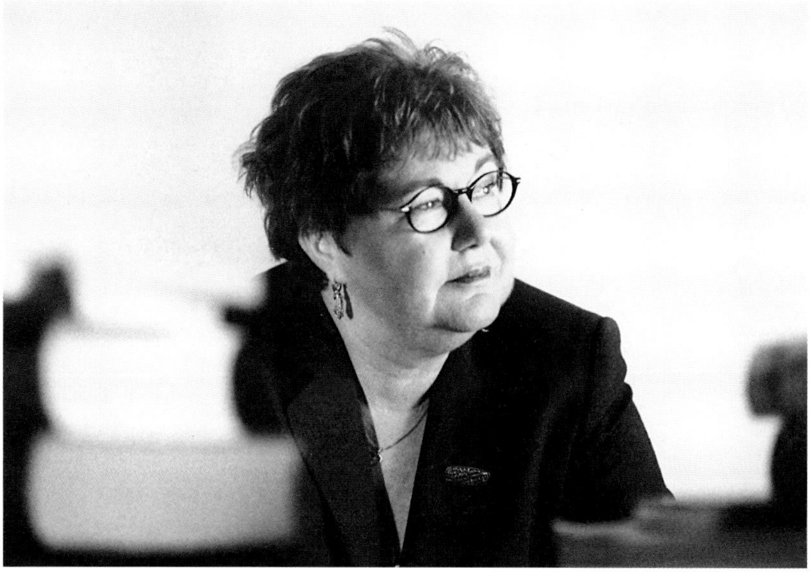

jedesmal wurde der Expander mit Kochsalzlösung aufgefüllt. Das dauerte solange, bis wir nach Meinung meiner Ärztin die richtige Größe erreicht hatten. Die Haut wird dabei ganz allmählich gedehnt. Schmerzen verspürt man keine, wenn der Expander gefüllt wird. Die Mengen sind nicht festgelegt, sondern ich konnte entscheiden, wieviel aufgefüllt wird. Insgesamt waren es 300 Milliliter. Ein knappes halbes Jahr später wurde der Expander gegen ein Implantat ausgetauscht. Mein Implantat enthält eine Kochsalzlösung. Meine linke Brust mußte etwas verkleinert werden. Das wurde gleichzeitig mit dem Einsetzen des Implantates gemacht.

Ich bekomme eine Brustwarze

Die Brustwarze selbst wurde aus dem Latissimuslappen mit herausgearbeitet. Das heißt, die Ärztin hat etwas Haut entnommen und zu einer Brustwarze geformt. Da die Haut für den Warzenhof aber dunkler sein muß, wurden zusätzlich drei kleine Hautlappen aus der Leiste entnommen. Sie wurden mit ganz feinen Stichen miteinander vernäht. Viele Frauen habe vor dieser Operation Angst, weil sie denken, daß die Schmerzen in diesem Bereich sehr groß sein müssen. Ich muß sagen, ich hatte überhaupt keine Schmerzen. Obwohl ich Diabetikerin bin, verliefen alle Operationen gut.

Angst vor einer erneuten Erkrankung bleibt immer

Eins wird immer bleiben: Die Angst, daß ich auch nach fünf oder zehn Jahren wieder an Krebs erkranke. Über die schweren Zeiten haben mir meine zwei erwachsenen Söhne, mein Mann, unsere Freunde und Arbeitskollegen hinweggeholfen. Daß ich hinterher wieder gearbeitet habe, bedeutete für mich den Weg zurück in ein normales Leben. Je besser es mir ging, um so mehr habe ich mich nach meiner Arbeit gesehnt. Auch die vielen Gespräche mit einer Psychotherapeutin waren wichtig. Ich habe nie versucht, meine Krankheit zu verheimlichen. Darüber zu sprechen, war für mich persönlich ein ganz wichtiger Schritt zur Heilung. Ich achte jetzt auch mehr auf meinen Körper. Wenn er mir Signale zur Ruhe gibt, dann gebe ich ihnen nach. Ein weiterer schöner Nebeneffekt ist auch, daß Freundschaften noch viel intensiver geworden sind. Es ist jetzt eine andere Nähe, die man hat.

Abgesehen von der Zuneigung meiner Familie und Freunde war der Brustaufbau ein ganz wichtiger Schritt für mich. Der Aufbau hat mir sehr viel Lebensqualität zurückgegeben. Ich fühle mich jetzt seelisch und körperlich weitgehend wieder im Gleichgewicht.

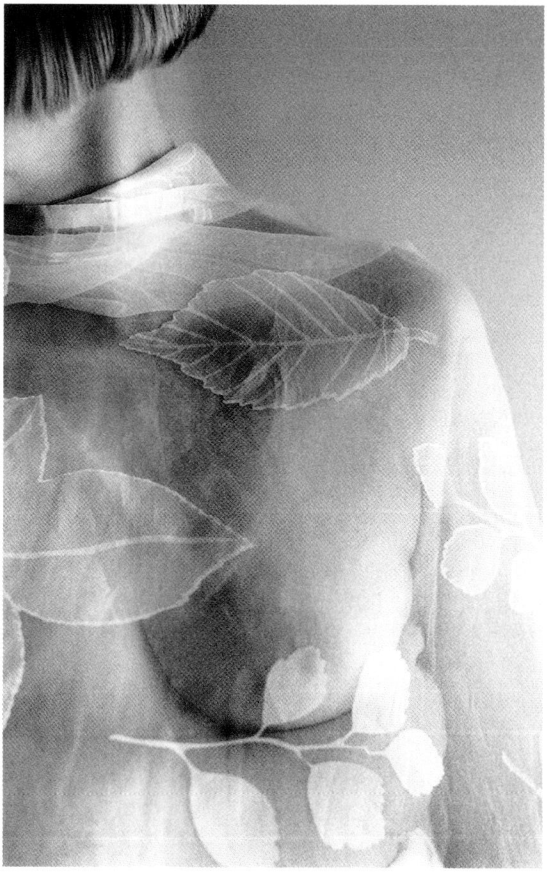

„Eigentlich fand ich alles ziemlich unpassend, was mit mir passierte.“

Angela M., 45 Jahre,
lebt gemeinsam mit ihrem Mann
in Hamburg

Wieso ich?

Eines Morgens nach dem Duschen bemerkte ich einen Knoten in der rechten Brust. Mein erster Gedanke war: Da hast du wohl eine falsche Bewegung gemacht und dich gestoßen, aber ich konnte mich nicht genau erinnern, wann das passiert sein sollte. Ich hatte vor fünfzehn Jahren einen Autounfall und genau an dieser Stelle eine Verletzung durch den Gurt, aber ich konnte mir nicht vorstellen, daß der Knoten daher rührt. Der Gedanke, daß es sich um Krebs handeln könnte, kam mir nicht. Ich beobachtete den Knoten und da er nicht verschwand, ging ich vorsichtshalber zur Mammographie.

Auf den Aufnahmen konnte der Arzt nichts erkennen, nur beim Abtasten, und er sagte mir, ich solle in einem Vierteljahr wiederkommen. Ich dachte nicht einen Augenblick daran, daß es sich um etwas Bösartiges handeln könnte. In meiner Familie gab es keine Krebserkrankungen, meine Ernährung ist abwechslungsreich, ich habe Spaß an meiner Arbeit. Ich habe ein ausgeglichenes und glückliches Privatleben mit meinem Mann. Unser Hobby ist es, fremde Länder kennenzulernen. Meistens fahren wir mit dem Wagen, damit wir unabhängig sind und bleiben, wo es uns gefällt. Es gab für mich nicht den geringsten Grund, an Krebs zu denken.

Ich beobachtete aber den Knoten weiterhin und stellte kurz vor dem regulären Vorsorgetermin eine Veränderung fest. Ich erzählte meinem Arzt die Vorgeschichte und auch er konnte etwas fühlen. Auf jeden Fall wollte er noch eine neue Mammographie haben. Aber auch dieses Mal sah alles eher unverdächtig aus. Um ganz sicherzugehen, sollte eine Probe entnommen werden. Ich war damit einverstanden, da für mich immer noch feststand: Es ist nichts Bösartiges.

Mit gutem Gefühl eingeschlafen

Mein Arzt erklärte mir ganz genau, was im Krankenhaus auf mich zukommt. Als erstes würde er eine Gewebeprobe entnehmen und diese Probe sofort analysieren lassen. Sollte sich herausstellen, daß es sich um ein Karzinom handelt, wird er auch noch Lymphknoten entfernen und untersuchen lassen, ob sie tumorfrei sind. Zu diesem Zeitpunkt habe ich immer noch nicht an Krebs gedacht. Ich fühlte mich so gesund, so zufrieden, ich war glücklich.

Mit schlechtem Gefühl aufgewacht

An das Aufwachen aus der Narkose kann ich mich noch genau erinnern. Ich spürte als erstes Schmerzen in der Achselhöhle und dachte: Schade eigentlich! Ich erinnerte mich daran, was mein Arzt vor der Operation gesagt hatte: „Sollte sich

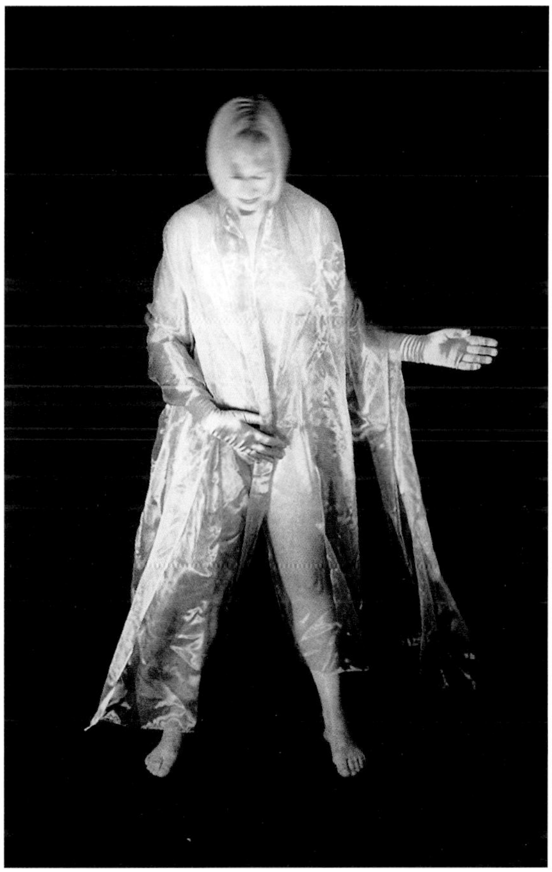

herausstellen, daß es sich um ein Karzinom handelt, muß ich einige Lymphknoten entfernen und untersuchen." Das erklärte also die Schmerzen in der Achselhöhle. Ich empfand es als absolut unpassend, daß der Knoten ein Karzinom war. Aufgrund meiner Lebenseinstellung und -gewohnheiten war ich gar nicht der Typ für Krebs! Damit habe ich ganz und gar nicht gerechnet. Ich weiß es noch genau: Auf der einen Seite war ich traurig und entsetzt, auf der anderen Seite war ich wütend. Ich empfand es wie einen Schlag ins Gesicht. Das gesamte entnommene Gewebe wird in der Pathologie genau untersucht. Das dauert einige Tage. Für viele Frauen ist das Warten auf das genaue Ergebnis mit sehr viel Angst verbunden. Für mich nicht. So wie mir mein Arzt versichert hatte, was alles entfernt worden war, stand für mich fest: Das Thema Brustkrebs ist für mich beendet. Mein Arzt riet mir, auf jeden Fall noch eine Chemotherapie anzuschließen, da von den entnommenen 18 Lymphknoten drei befallen waren, aber trotzdem hatte ich mit dem Thema abgeschlossen. Ich erholte mich gut von der Operation und wollte nur noch nach Hause.

Der Befund ist da

Die Gewebeuntersuchung ergab, daß an den Rändern noch Tumorzellen vorhanden waren. Die erneute Operation sollte so schnell wie möglich gemacht werden. Der Arzt erklärte meinem Mann und mir, daß eine Amputation nötig wäre, weil ich eine sehr kleine Brust habe und er großräumig den Tumor entfernen wolle. Natürlich wurde auch über einen Brustaufbau mit uns gesprochen. Ich wollte zu diesem Zeitpunkt keinen. Auch für meinen Mann stand an erster Stelle, daß ich wieder gesund werde. Er wollte, daß mein Körper so wenig wie möglich belastet wird. Und Belastungen bringt ein Brustaufbau natürlich in jedem Fall mit sich. Das Gespräch fand in so einem ruhigen Rahmen statt, mein Arzt hat uns so gut auf die bevorstehende Operation vorbereitet, daß wir beide wenig Furcht hatten. Gemeinsam mit meinem Arzt war diese Operation der beste Schritt für mein Leben.

Ich verliere meine rechte Brust

Daß ich keine Angst hatte, als ich ins Krankenhaus mußte, verdanke ich auch meinem Arzt. Er nimmt sich immer viel Zeit für seine Patienten, beantwortet jede Frage geduldig. Er vermittelte mir das Gefühl der Sicherheit. Meine rechte Brust wurde also amputiert. Auch diese Operation verlief ohne Komplikationen und ich erholte mich schnell. Mein Arzt verfügt über Belegbetten in einer Klinik, und deshalb lag ich nicht auf einer reinen

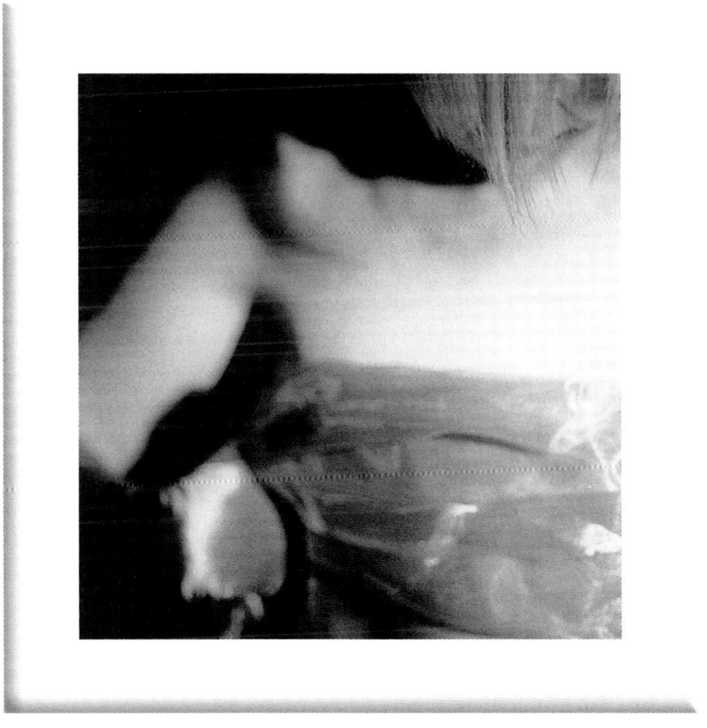

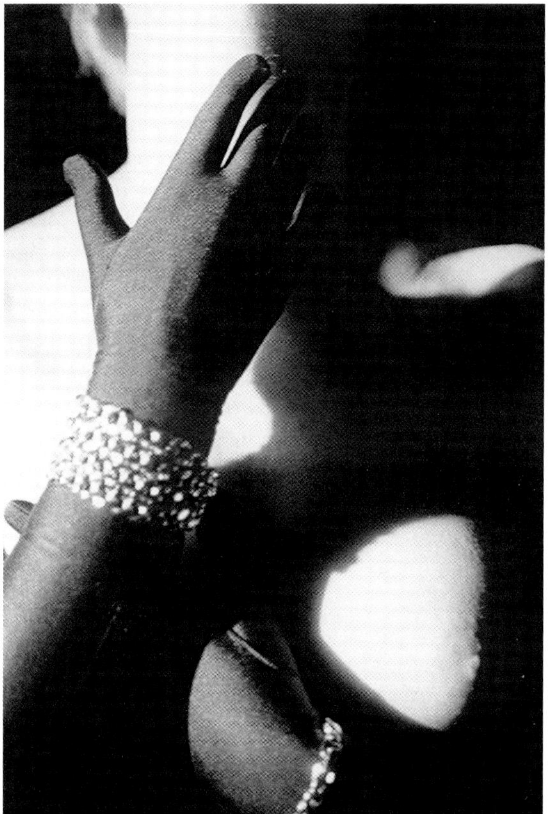

Frauenstation. Ich hörte auf dem Flur die unterschiedlichsten Krankengeschichten und so gab es nicht nur ein Gesprächsthema. Ich war abgelenkt und kam auf andere Gedanken.

Die große Unbekannte: Chemotherapie

Für mich stand fest, die Chemotherapie ambulant bei einem Hämatologen durchzuführen. Dieser Arzt führte vorher lange und ausführliche Gespräche mit meinem Mann und mir, was auf mich zukommen kann und daß jeder Mensch anders reagiert. Wie würde mein Körper darauf reagieren? Da ich eigentlich ein gesunder Mensch bin und vorher keinerlei Probleme mit dem Magen hatte, haben wir beim ersten Mal auf prophylaktische Mittel gegen Übelkeit verzichtet. Aber mein Körper wehrte sich mit starker Übelkeit gegen die Therapie, so daß ich vor den weiteren Anwendungen Tabletten dagegen einnahm. Am Tag der Chemotherapie fühlte ich mich gut. Die nächsten zwei, drei Tage waren schlimm. Ich war sehr schlapp, müde und appetitlos. Jetzt, da alles vorbei ist, muß ich sagen, daß ich eigentlich die ganze Chemotherapie gut überstanden habe.

Am Anfang merkte ich nicht, daß mir die Haare ausfielen. Da ich helle Haare habe, fällt es nicht so auf. Beim Haarewaschen und -durchkämmen jedoch begann es langsam zu rieseln. Auch die Struktur der Haare verändert sich. Sie fühlen sich leblos an. Ich war froh, als alles vorbei war und die Haare wieder anfingen zu wachsen. Das geht sehr schnell.

Das Leben wird wieder normal

Nach Beendigung der Chemotherapie stand die Frage im Raum: Kur oder Urlaub. Eine Kur kam für mich überhaupt nicht in Frage. Ich wollte mich nicht mehr mit der Krankheit beschäftigen. Mit anderen im Kreis sitzen und zuhören, wie schlecht es denen geht?! Ich wollte wieder zurück in mein normales Leben. Ich entschied mich für Urlaub gemeinsam mit meinem Mann. Wir fuhren mit dem Auto Richtung Frankreich in eine Region, die wir schon lange mal erkunden wollten. Es war schön und ich habe sehr viel Kraft dadurch getankt.

In der Zeit nach der Operation mußte ich jedes halbe Jahr zur Vorsorgeuntersuchung und einmal jährlich zur „großen Kontrolluntersuchung". Obwohl die Abstände kürzer sind als üblich, so gehörten sie doch zu meinem normalen Leben. Alles, was mir mein Arzt empfohlen hat, um gesund zu werden, habe ich gemacht: Amputation, Chemotherapie und regelmäßige Untersuchungen.

Ein Jahr nach der letzten großen Untersuchung wurde per Ultraschall dann ein erweiterter Lymphknoten entdeckt. Die

Radiologin war der Meinung, daß er aufgrund meiner Vorgeschichte auf jeden Fall genauer untersucht werden sollte. Mein Gynäkologe war zwar skeptisch, wollte aber auf keinen Fall die Argumentation einer erfahrenen Kollegin übergehen und riet mir zu einer Operation.

Eigentlich fand ich alles ziemlich unpassend, was mit mir passierte

Daß schon wieder an mir herumgeschnitten werden sollte, fand ich unpassend. In der Zwischenzeit hatte ich mich beruflich verändert, und wollte auf gar keinen Fall für längere Zeit beruflich ausfallen. Ich machte mir mehr Sorgen um meinen neuen Arbeitsplatz als um diesen einen Lymphknoten. Mein Mann war derjenige, der sagte, ich solle es auf jeden Fall untersuchen lassen und abwarten, was die Laboranalyse ergibt.

Laut meinem Arzt habe ich Glück

Der Befund ergab, daß es sich nicht um Metastasen handelt, sondern um ein sogenanntes Rezidiv. Es war so, als ob grobkörniger Sand über die Brust verstreut und haften geblieben ist zum Beispiel an den Nerven- und Blutbahnen. Diesen grobkörnigen Sand konnte man operativ nicht entfernen. Mein Arzt riet mir deshalb auf jeden Fall zu einer weiteren Chemotherapie.

Chemotherapie diesmal auf andere Art

Diesmal sollte ich mich einer sogenannten regionalen Chemotherapie unterziehen. Da diese Behandlung nicht in Hamburg, sondern in Wiesbaden durchgeführt wurde, bedeutete das für mich, doch mit einem längeren beruflichen Ausfall zu rechnen. Die Argumente, daß diese Art der Chemotherapie den Körper weniger belaste als andere und direkt auf das befallene Gebiet wirkt, waren die ausschlaggebenden Gründe für mein Einverständnis.

Bei der regionalen Chemotherapie wird nur der betroffene Körperteil mit einem hochdosierten Medikament geflutet. Nach den zweiten Behandlungen wurde eine erneute Achselrevision gemacht. Als der Arzt mit dem Befund zu mir ins Zimmer kam, fühlte ich mich müde und schlapp von der Narkose und von den Nebenwirkungen der Chemotherapie, denn auch die regionale Chemotherapie macht schlapp – im Verhältnis zum wirkenden Mittel allerdings nur relativ wenig.

Es war ein Tag, an dem ich nur schlafen wollte und niemanden hören oder sehen. Kein Tag für das Ergebnis eines Laborbefundes. Was ich aber hörte, machte mich mit einem Schlag munter. Laut Aussage des Arztes muß ich an dieser Stelle nie mehr operiert werden. Er war mit dem Ergebnis sehr zufrieden. Und nicht nur er.

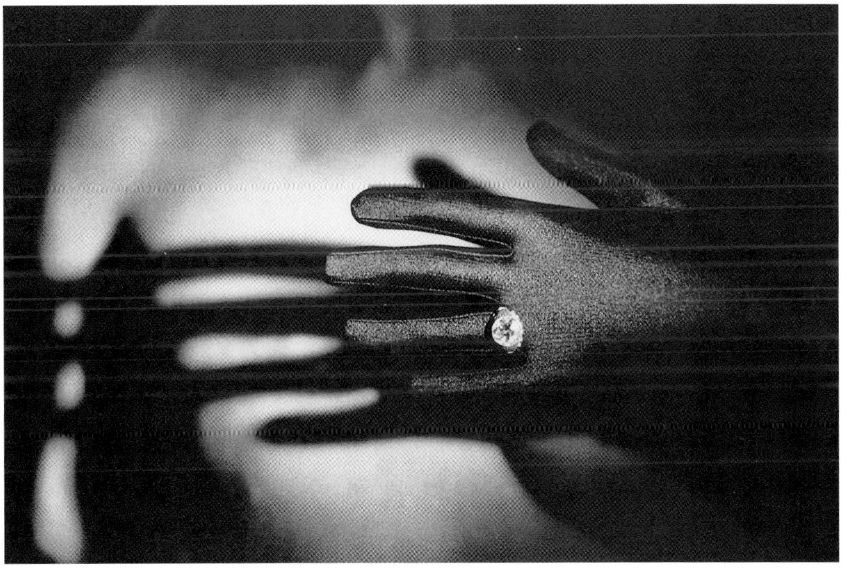

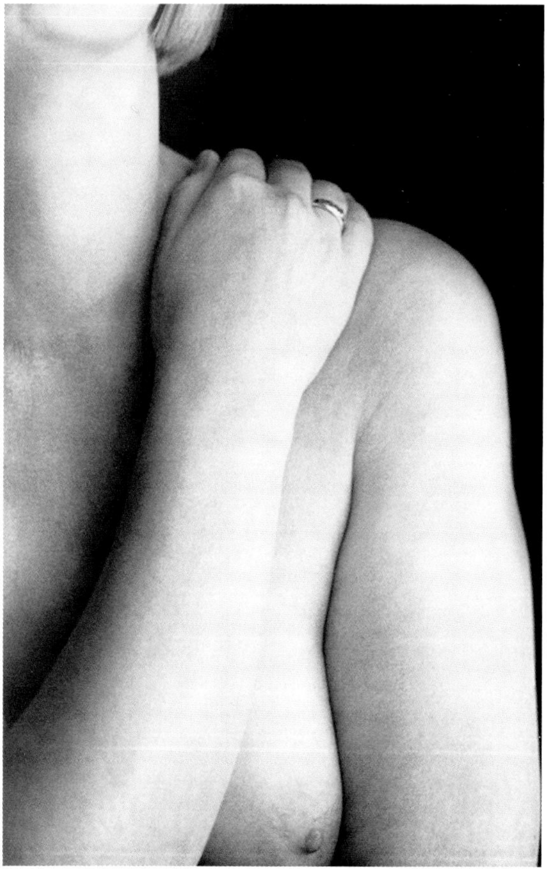

Verändert hat sich die Beziehung zu meinem Körper, dem ich jetzt mehr Beachtung schenke. Ich beobachte ihn und finde, daß es nun wirklich reicht. Ich bin sensibler geworden, aber nicht hysterisch. Ich lebe und lache viel zu gerne. Ich habe keine eigenen Kinder, möchte aber erleben, wie meine kleine Nichte erwachsen wird. Ich will mir nicht nur vorstellen, wie sie zwanzig wird, sondern ich will an ihrem Geburtstag dabeisein. Das ist auch ein Grund mit für mich, nicht mehr alles an mich heranzulassen. Mich mehr mit positiven Dingen im Leben zu beschäftigen. Ich habe Spaß an meiner Arbeit, freue mich auf die Reisen, die wir noch machen werden. Ich bin auch kein Mensch, der unbedingt jedem über die Krankheit berichten muß. Nicht viele Menschen wissen davon. Die es wissen, sind für mich wichtig und haben mir geholfen. Geholfen durch ihr Zuhören oder einfach durch die Tatsache, daß ich wußte, sie sind da, wenn ich sie brauche.

Was hat sich in meinem Leben verändert?

Mein Mann und meine Familie haben sich bei allen Operationen und Chemotherapien sehr fürsorglich um mich gekümmert. Die Diagnose Krebs ist wohl immer zunächst mit der Angst vor dem Tod verbunden und jagt somit allen Betroffenen und deren Angehörigen riesige Angst ein. Für mich als Kranke ergab sich daraus das mentale Dilemma, ohne selbst etwas ändern zu können, den mir nahe stehenden Personen so viel Kummer zu bereiten.

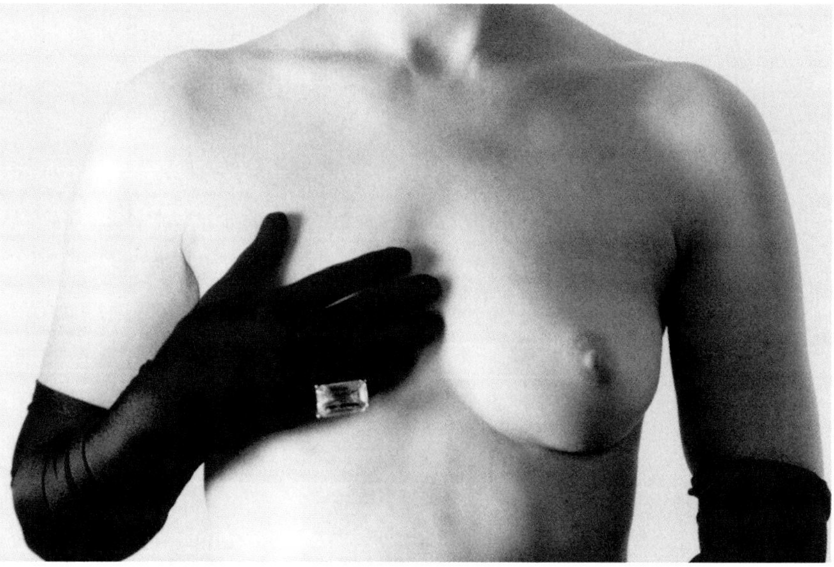

„Mit Respekt, Wehmut und Liebe verabschiede ich mich von meiner rechten Brust."

Hedwig v. B.,
50 Jahre, ledig,
Designerin,
aus Hamburg

Ich spüre eine Verhärtung, aber es wird schon nichts Bösartiges sein

Gespürt habe ich die Verhärtung in der rechten Brust, nachdem ich mich genau an dieser Stelle gestoßen hatte. Ich dachte mir zunächst nichts dabei. Meinem Freund gegenüber erwähnte ich, daß ich etwas gespürt hätte und es sich merkwürdig anfühlt, ich aber nicht glaubte, daß es sich um etwas Bösartiges handelt. Außerdem mußte ich für meine Ausstellung – ich bin Designerin, Malerin – noch viel tun, die mir wichtig war und die im Dezember stattfinden sollte. Das war im August. Ich ging zu einer Heilpraktikerin und ließ mir Mistelextrakt spritzen. Sie wies aber auch darauf hin, daß ich sofort einen Arzt aufsuchen müßte, wenn die Verhärtung, der Knoten größer würde. Später hat mir mein Freund gestanden, daß er einen ganz schönen Schreck bekommen hätte, sich aber hat mitreißen lassen von meiner Gewißheit, es sei schon nichts Schlimmes. Wir haben im Freundeskreis darüber gesprochen und alle haben gesagt: Paß auf! Aber jeder hat respektiert, daß ich erst meine Arbeit zu Ende bringen wollte. Diese Ausstellung war sehr wichtig. Dieses: „Es wird schon nichts Schlimmes sein" habe ich offenbar sehr überzeugend nach außen hin vertreten. Der Knoten hat sich in dieser Zeit auch nicht verändert. Das war für mich ein beruhigender Indikator. Anfang Dezember dann hatte ich das beunruhigende Gefühl, daß er sich vergrößert und verankert, aber da hatte ich auch – nach der Ausstellungseröffnung – schon einen Termin in der Röntgenpraxis.

Ich hatte keine Schmerzen, fühlte mich physisch überhaupt besser als mit zwanzig, obwohl ich Anfang fünfzig war. Die vergangenen Jahre waren von einem erstaunlichen beruflichen Aufschwung geprägt gewesen. Und ausgerechnet dann passierte so etwas. Das ist wirklich sehr seltsam. Nur einmal spürte ich einen Schmerz, schon kurz vor dem Besuch in der Röntgenpraxis, als ich den Knoten leicht verschob. Da merkte ich, daß etwas ganz tief in mir sitzt. Wie sich später herausstellte, hat mein Gefühl mich nicht getrogen.

Ich habe ein kleines Ungeheuer in mir

Die Röntgenärztin sagte, ich solle so schnell wie möglich ins Krankenhaus, es sähe nicht gut aus. Daraufhin habe ich meinen Arzt gefragt, und er war derselben Meinung. Er meinte, ich müsse von einem etwa zwei Zentimeter großen Tumor ausgehen. Kurz vor Weihnachten wurde der Schnellschnitt gemacht. Mein Frauenarzt hat selbst operiert. Zutage kam ein kleines Ungeheuer. Es war viel größer als erwartet und handelte sich um Krebs im dritten Stadium. Der Tumor war nicht abgeschlossen, sondern hatte Ausläufer im Gewebe. Man mußte davon

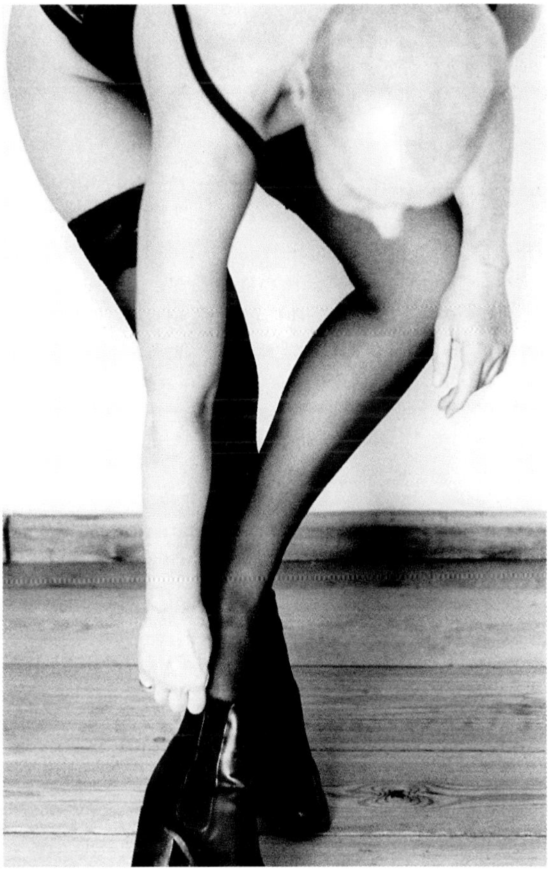

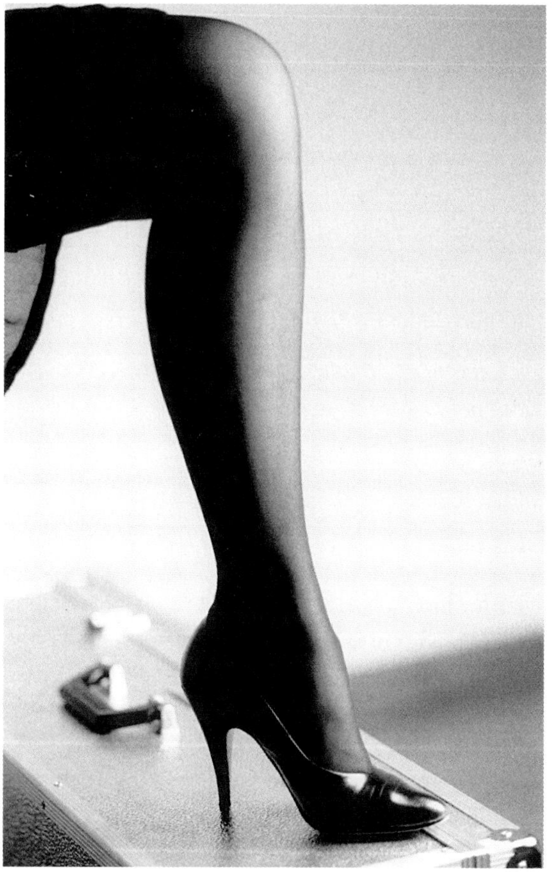

ausgehen, daß er in die Lymphbahnen eingedrungen war und die Lymphknoten befallen hatte. Durch eine zweite Operation sollte das alles geklärt werden, ich mußte mich aber auch schon mit dem Gedanken an eine Amputation befassen.

Die Zeit zwischen den beiden Operationen war die abenteuerlichste meines Lebens

Ich fühlte mich im eigenen Körper gefangen, war ihm auf Gedeih und Verderb ausgeliefert. Die Skala meiner Emotionen reichte von hellem Entsetzen bis zu dem immer wiederkehrenden Empfinden, es sei alles wieder in Ordnung. Die Frage, ob ich mich mit dem Tod befaßt habe, muß ich mit ja und nein beantworten. Ich habe sehr viel nach innen geschaut in dieser Zeit. So entsetzt und angsterfüllt ich war, so getragen war ich auch von positiven Gedanken. In dieser Zeit bin ich bei den tiefsten Bereichen meines eigenen Selbst angekommen. Davon bin ich fest überzeugt. Wäre ich nicht über die Krankheit gestolpert, ich glaube nicht, daß ich jemals den Schlüssel zu meiner eigenen Existenz in der Hand gehalten hätte. Die Zeit bis zum zweiten Operationstermin habe ich genutzt, um zu seelischen Quellen vorzudringen, die bis dahin brach lagen.

Ich nahm Kontakt zu einem Heiler und einer Heilerin auf und beide begleiten mich bis heute. Das ist mir sehr wichtig geworden. Ich habe damals viel gelesen und mein Leben überdacht. Seit ich vierzehn bin, ist mir der Tod sozusagen Gewißheit. Die einzig wirklich feststehende Tatsache im Leben ist die, sterben zu müssen. Angesichts dieser Gewißheit kommt der Frage „wie richtest du dein Leben ein" oder „wie entscheidest du dich" ein wesentlicher Stellenwert zu. Diese grundsätzliche Überzeugung hat durch meine Krankheit noch einmal eine andere Wendung erfahren und eine tiefere Dimension. Die Zeit im Winter zwischen Weihnachten und Neujahr, in der kein Arzt wirklich erreichbar ist, war voller Angst. Gleichzeitig war diese Zeit aber auch unglaublich intensiv und unglaublich schön. Mein Freund und ich haben viel unternommen. Wir haben Freunde besucht, uns Zeit nur für uns genommen. Bei aller Angst, bei aller Dunkelheit, war jeder Tag auch ein ausgesprochenes Fest.

Mit Respekt, Wehmut und Liebe verabschiede ich mich von meiner rechten Brust

Im Gegensatz zu allem, was ich vorher und hinterher gelesen habe, bin ich nicht der Meinung, daß sich meine Weiblichkeit vorwiegend in meiner Brust manifestiert. Ich hatte immer ein freundschaftliches Verhältnis zu meiner Figur. Was ich sah, gefiel mir und ich fand es gut, daß die typischen weiblichen Merkmale nicht so ausgeprägt waren. Die Schmalheit meiner Gestalt gefiel mir eigentlich immer. Insofern wußte ich, daß eine Brustamputation meine äußere Erscheinung nicht sehr beeinträchtigen würde. Etwas anderes kam hinzu: Solange ich denken kann, gab es eine androgyne Seite in mir. Ich sagte mir, daß jetzt etwas an meinem Äußeren augenfällig wird, das innerlich schon immer vorhanden war. Ich dachte an die Amazonen, die sich die rechte Brust entfernten, um den Bogen besser spannen zu können und mir wurde klar, daß ich nach dieser Krankheit, wenn ich sie überstehe, auch den Bogen meines Lebens ganz anders und besser würde spannen können, als es jemals zuvor der Fall gewesen ist. Ich wollte klare Verhältnisse und dazu gehörte weder ein Brustaufbau noch Silikon, weil ich mir sagte, eine Wunde muß Ruhe und Frieden haben, um heilen zu dürfen. Ich wollte meinen Körper dadurch entlasten, daß ich klaren Bewußtseins diese Operation angegangen bin. Auch mit dem Gefühl, es geschieht endlich etwas. Alles Böse, das jetzt noch im Körper ist, verschwindet, und die Zahl der Tumorzellen wird drastisch verringert.

Vorbereitung auf die zweite Operation

Eine Bekannte, die sehr viel Anteil nahm, erzählte mir, daß sie nach Holland zu einem Heiler fährt. Sie fragte mich, ob ich nicht mitkommen wolle. Ich sagte: „Ja!" Es passierte etwas Verblüffendes: Keine Schmerzen, eine so schnell heilende Wunde, daß alle erstaunt waren. Im Nachhinein war das für mich das Richtige gewesen.

Ich konsultierte drei Ärzte und holte drei Gutachten ein. Ich ließ mir ein Bild zeigen, wie mein Körper hinterher aussieht. Ich bin überzeugt, daß ich gut informiert war. Alle Ärzte kamen zum gleichen Ergebnis. Auch wenn man als Patient noch so gut informiert ist, kann man natürlich niemals das Wissen und die Erfahrung der Ärzte haben. Andererseits ist man aber selbst derjenige, der die Entscheidung treffen muß, für die man so ohne weiteres gar keine Basis hat. Viele Patienten stehen vor solchen Entscheidungen.

In diesem Stadium der Vorbereitung auf die zweite Operation erzählte mir eine Freundin, die einen Brustaufbau hatte machen lassen, daß das doch nicht so schlimm sei für den Körper. Ich wandte mich daraufhin nochmals an meinen Arzt, nachdem die eigentliche Entscheidung schon besprochen worden war und er warf mir vor: „Sie wissen gar nicht, was Sie wollen." Ich wußte sehr wohl, was ich wollte, wollte nur alle Möglichkeiten abdecken. Wollte für mich herausfinden, ob ich mich richtig entschieden hatte. Mein Arzt lachte: „Ich frage Sie vor der Operation nochmal, wofür Sie sich entschieden haben."

Ich war schon in einer Art Dämmerzustand, da beugte er sich über mich und fragte: „Na, wie haben wir uns denn entschieden? Alles klar?" Ich sagte: „Alles klar!" und dann ging es los.

Die Diagnose ist für mich die völlige Katastrophe

Die Amputation zeigte, daß die Wirklichkeit noch schlimmer war als erwartet. Neben dem großen Tumor waren kleinere Herde im Gewebe, er war in die Lymphbahn eingebrochen, hatte Metastasen gebildet in den Lymphknoten unter der rechten Achsel. Ich war zutiefst entsetzt und fragte mich: „Warum habe ich das nicht gemerkt?" Die Diagnose empfand ich als völlige Katastrophe. Natürlich habe ich auch darüber nachgedacht, was gewesen wäre, wenn ich früher zur Mammographie gegangen wäre. Man sagte mir, daß diese Art von Krebs sich auch auf dem Röntgenschirm gern entzieht. Der Augenblick, als die Diagnose feststand, war wirklich schlimm. Was gefunden worden war, in welchem Ausmaß die Lymphknoten befallen waren, daß ich Kandidat sei für eine Hochdosistherapie, das war ein Schreckensszenario für mich. Man empfahl mir Bücher zu diesem Thema, in denen es ausschließlich um Überlebenszeiten ging, Statistiken. Das hat mir den Boden entzogen, aber nur vorübergehend, denn die Wunde selbst heilte gut, der Arm blieb schlank durch die Gymnastik. Es ging mir so gut, daß ich mich fragte, wieso ich jetzt noch eine Chemotherapie brauchte. Aber die mußte sein.

Ich gehe mit sehr viel Angst in die Chemotherapie

Die Chemotherapie stellt eine zusätzliche Chance dar, das Geschehen einzudämmen, unter Kontrolle zu bekommen und eventuell zu beseitigen. Ich sollte und wollte diese Chance nutzen. Ich konnte die Chemotherapie so akzeptieren, wie mein Arzt sie vorschlug: ambulant, gestützt von Vitamininfusionen und Thymusspritzen, um meinem Körper wieder Kraft zu geben. Außerdem würde ich zum Heiler fahren, der meinte, man könne die Nebenwirkungen der Chemotherapie in Grenzen halten. Durch meine Armvene liefen also die Flüssigkeiten aus dem Tropf in meinen Körper – zwei Stunden lang.

Während dieser Zeit sprach ich mit beiden: mit meinem Körper und mit den Medikamenten. Zu Epirubicin und Cyclophosphamid in meinen Venen sagte ich: „Ich heiße euch willkommen. Ihr wißt, was ihr zu tun habt. Das ist eure Aufgabe. Bitte tut eure Pflicht, aber unterscheidet zwischen Krebszellen und meinen eigenen Körperzellen. Laßt es nicht zu schlimm werden. Hier bin ich." Zu meinem Körper habe ich gesagt: „Es geschieht nicht, um dir Böses zu tun. Bitte trage mich, so gut es geht. Entspann dich schön, nichts geschieht zu deinem

Schaden, sondern wir haben es so entschieden. Bitte hilf mir." Cyclophosphamid ist durchsichtig, aber das Epirubicin ist von einem bedrohlichen Rot. In meiner Vorstellung verwandelte es sich in Vögel, die sehr gefährlich aussahen. Sie mußten es auch sein, denn sonst konnten sie keine Krebszellen fressen. Ich stellte mir vor, daß es alles nur zu meinem Besten sei, und die Vögel begannen zu fliegen.

Nach zwei Stunden waren dann die Flüssigkeiten in mir und nicht mehr in den Beuteln. Ich bin nach Hause gegangen und habe etwas gegessen. Mir war nicht schlecht oder schwindelig. Nach einer gewissen Zeit fing es an, im Körper und im Kopf zu sausen, aber mir war nicht übel. Am nächsten Tag war mir ein bißchen schlecht, ich fühlte mich schwach und hatte tiefe Ringe unter den Augen. Am dritten Tag war alles wieder gut. Ich bemerkte, daß der Körper schwächer wird. Der vierte Zyklus war schlimm. Der Körper rebellierte, das Innere wollte sich nach außen kehren. Ich hatte Schweißausbrüche, Schwindelgefühle, Sterbegefühle, allerdings nur für ein paar Stunden, dann war es wieder gut. Die gesamte Chemotherapie dauerte von Februar bis Juli.

Ich verliere meine Haare – auch das ist ein Abenteuer

Nach ungefähr drei Wochen begann es. Schlimm waren die Augenblicke, als ich mir über den Kopf fuhr und meine Hände hinterher voller Haare waren. An einigen Stellen war mein Kopf schon kahl. Es hatte so etwas Hinfälliges und dem Tode Zugeordnetes, daß ich mich entschloß, mir die Haare ganz abzuschneiden. Ich habe mir ins Gesicht gesehen – ohne Haare – das war auch ein Abenteuer.

Wenn es mir nicht so gut ging, gab es Augenblicke, in denen ich mein Los beklagte. Ich schaute in den Spiegel und dachte, daß das Schicksal mir übel mitgespielt hat. Ich sah es weniger unter dem Aspekt der Weiblichkeit, sondern der Menschlichkeit. Ich sah Leiden, das seine Spuren hinterläßt. Auf der anderen Seite belehrte mich der Blick in den Spiegel eines Besseren. Ich entwickelte eine größere Kühnheit. Ich schwelgte in Abwechslungsreichtum und Kreativität in Bezug auf meine Kleidung. Es machte mir Spaß, mich äußerlich so attraktiv wie möglich zu gestalten. Ich habe mit Tüchern gespielt, ließ mir eine Perücke anfertigen und kaufte noch eine zweite Perücke. Diese Perücke war dunkel, obwohl meine natürliche Haarfarbe heller ist. Wenn ich mich besonders stark und gut fühlte, ging ich ohne Perücke und ohne Tuch auf die Straße. Beim ersten Mal war es ungewohnt, obwohl alle bestätigten, daß ich eine

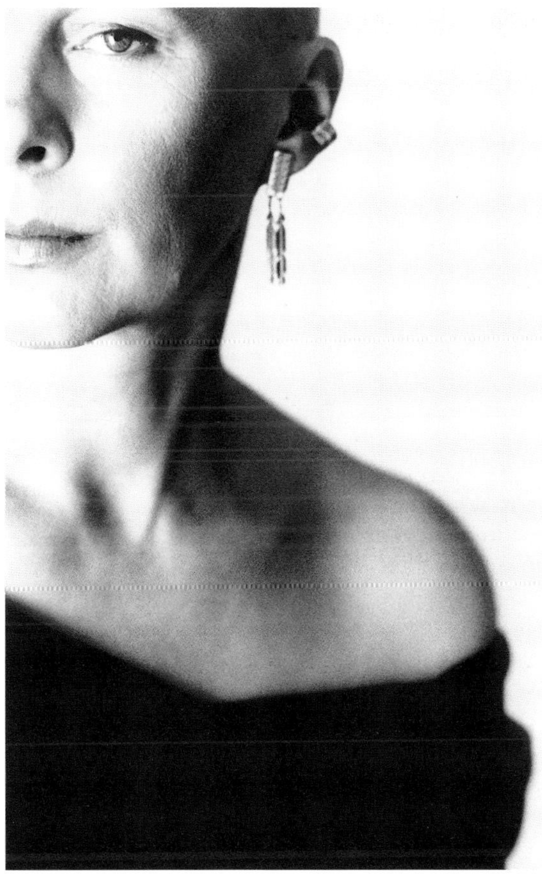

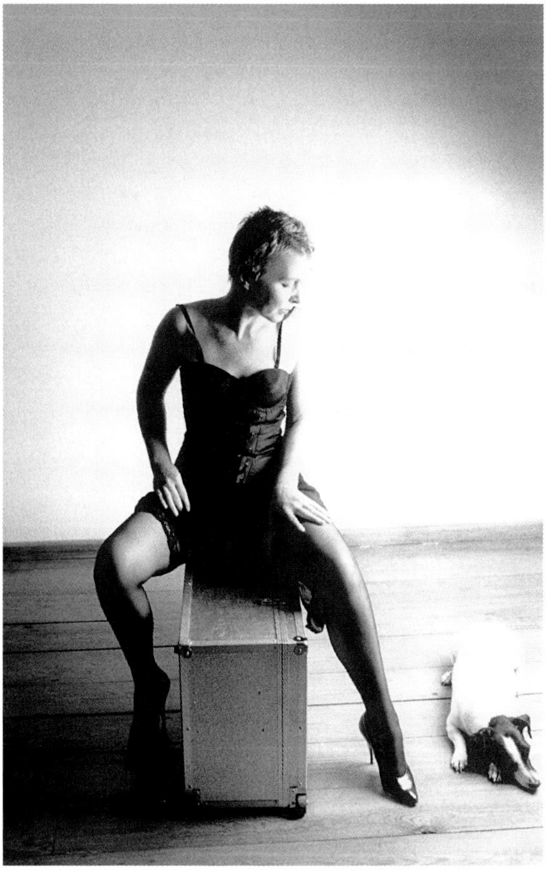

sehr schöne Kopfform habe und es gut aussieht. Sie hatten recht, nur braucht man Kraft, um die Blicke aushalten zu können.

Ich hole mir Hilfe jenseits der Schulmedizin

Ich hatte mich auf dem Gebiet der „Schulmedizin" informiert, so gut es mir möglich war. Mein Frauenarzt verbindet diese „Schulmedizin" mit einem ganzheitlich-naturheilkundlichen Konzept, das mir sehr entgegenkam. Ich halte auch viel von der These, daß der Geist den Körper formt. Wenn man einer Krankheit entgegentreten will, macht es wenig Sinn, einen Tumor zu entfernen, ohne vorher einen Blick auf die geistig-seelische Beschaffenheit des Menschen, der diesen Tumor hervorgebracht hat, zu werfen. Es war für mich untrennbar mit der ganzen Krankheit verbunden, den Blick auf mich selbst und mein eigenes Inneres zu werfen. Ich versuchte zu erforschen, warum ich diese Krankheit bekommen habe. Wie ist sie in den Körper gekommen? Ich muß nicht nur durch Operation und Chemotherapie die Krankheit besiegen, sondern auch mehrere Etagen tiefer. Muß fragen, was auf der seelischen Schiene abgelaufen ist. Was will mir die Konfrontation mit der Krankheit sagen?

Im Moment ein klares Nein zum Brustaufbau

Gegen einen Brustaufbau habe ich mich entschieden, weil ich mit anderen Dingen beschäftigt sein werde. Ich möchte meinen Zeitplan nicht mehr so voll packen. Ich habe viel entdeckt, was mich beflügelt. Früher habe ich darüber gar nicht nachgedacht, jetzt werden Ideen frei. Wenn ich Lust habe auf diese Schuhe, dann kaufe ich sie. Wenn diese oder jene Züge in meinem Gesicht attraktiv finde, dann betone ich sie. Es ist angesichts meiner Krankheit auch eine Freude. Ich bin gespannt, was daraus noch wird. Ich genieße es sehr. Die Skala der Gefühle reicht von tiefem Schmerz über dieses Leben, das sich so verändert hat, bis hin zur Freude über ganz neue Erfahrungen.

Außer einer gewissen Wehmut macht mir diese Amputation nicht ernsthaft zu schaffen. Ich denke nicht, daß sie mich so beeinträchtigt, daß ich einen Brustaufbau machen muß. Es kündigen sich ganz andere Dinge an und bei der Vorstellung, noch einmal ins Krankenhaus zu müssen, nur wegen der Optik, denke ich Nein! Vorläufig jedenfalls nicht. Das ist eine klare Lösung, zu der ich auch stehe. Es ist klar und zeigt den Preis, den ich für bestimmte Dinge gezahlt habe. Es ist für mich wegweisend als Indikator dessen, worauf ich im Leben achten sollte. Ich brauche viel Zeit für mich, ich brauche Zeit, um meine inneren Bilder zu malen. Ich brauche Zeit, mich mir selbst zu widmen. Und das in einem Ausmaß, wie ich es mir vorher bestimmt nicht gegönnt habe. Ich freue mich andererseits genauso auf die Gemeinsamkeiten mit meinem Freund, auf ein schönes Essen, ein Wochenende, an dem wir etwas unternehmen werden. Ich möchte das neue Empfinden nicht durch Betriebsamkeit überdecken. Ich stelle mich dem, was auf mich zukommt. Allein zu sein mit der eigenen Trauer, das wäre auch eine ziemliche Katastrophe.

Freunde: kein Schweigen, keine Vorsicht

Ich führe intensive Gespräche. Wo früher Kontakte herzlich waren, bekommen sie jetzt noch mehr Tiefgang. Meine Freunde und ich kommen schneller zum Wesentlichen. Das hat sich vertieft und verstärkt. Kein Schweigen, keine Vorsicht. Wenn Vorsicht aufkam, habe ich gesagt, wir können über alles reden. Nach einer solchen Erfahrung ist Sprechen wesentlich. Im Freundeskreis hatte keiner Angst, mit mir über meine Krankheit zu sprechen. Allen Leuten, die mir nahestehen, war es selbstverständlich, daß sie darüber sprachen, die Wahrheit sagten, nach der Wahrheit fragten. Bis hin zu Sätzen wie: „Wie siehst du eigentlich aus ohne Haare!" Ganz natürlich, ganz intensiv und ganz liebevoll. Nichts überdeckend. Was an meiner Krankheit schlimm ist, darf auch schlimm bleiben. Ich habe bereitwillig erzählt. Ich liebe diesen Austausch und so muß es sein.

Das ganze Leben wendet sich

Ich freue mich auf das Ende der Chemotherapie, weil ich dann endlich den Körper aufbauen kann ohne Furcht und Bedenken vor dem nächsten Zyklus. Ich freue mich auf die kommende Zeit, von der mir vor Jahren geweissagt wurde, sie sei ein Wendepunkt in meinem Leben. Der neue Weg heißt sicherlich Leben. Nicht sterben. Jedenfalls nicht an Brustkrebs.

Wenn ich höre oder lese, daß eine Frau, die ich persönlich nicht kenne, an Brustkrebs gestorben ist, fühle ich eine starke innere Verwandtschaft mit ihr. Eine Form von Zugewandtheit und Anteilnahme, die ich vorher nie für möglich gehalten habe. Ich denke nicht, daß ich jetzt sterbe, aber ich weiß, wie Sterben sich von innen her anfühlt. Ich muß nichts verdrängen, der Weg ist frei. Auch für mich hätte es nach drei Monaten heißen können, es ist Schluß. Meine Aufbruchstimmung ist stärker. Mein Körper versichert mir, daß das, was krank ist, weggedrängt wird. Es ist so, als würden ganz neue Kräfte die Oberhand gewinnen. Größtmögliche Achtsamkeit und Präsenz in der Gegenwart, für die Zukunft den Vorsatz, das nicht mehr zu vergessen, sondern besser und tiefer zu verwirklichen. Das ist im Moment meine Situation.

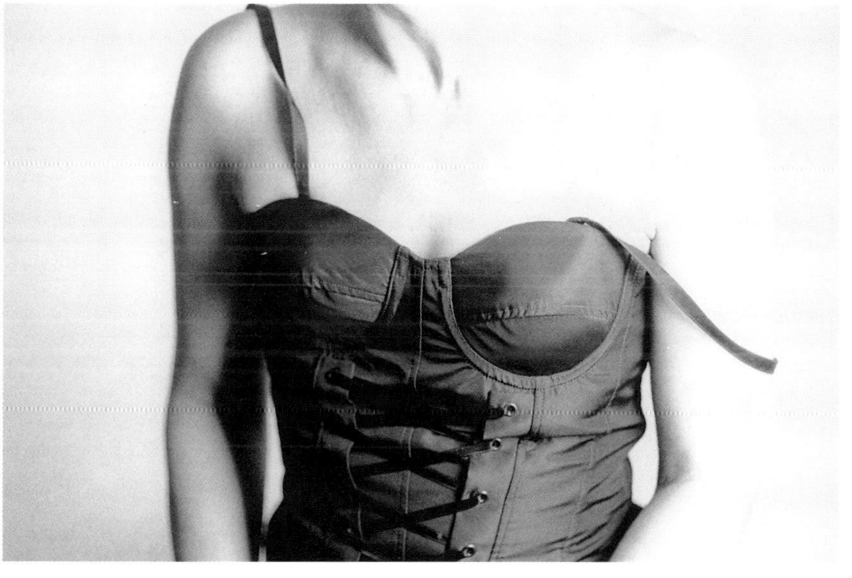

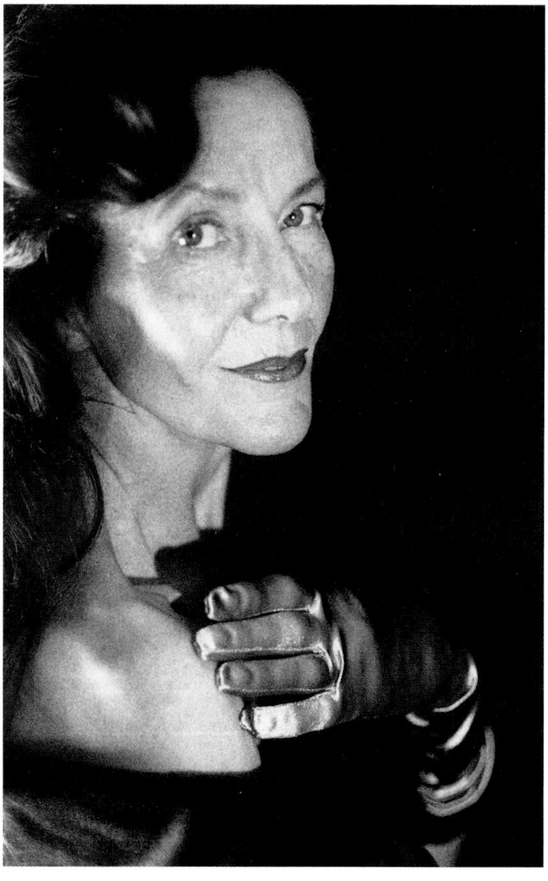

„Ich will leben und versuche, nichts Negatives mehr an mich heranzulassen."

Ilona N., 57 Jahre,
zwei erwachsene Kinder
lebt allein in Hamburg.
Nicht ganz allein:
die Wohnung teilt sie mit ihren drei Hunden.

Ich wäre besser früher zur Mammographie gegangen

Im Alter von Mitte fünfzig ging ich das erste Mal zur Mammographie. Ich weiß, das war leichtsinnig, aber ich habe es einfach nicht früher gemacht. Ich redete mir immer ein, ich hätte nichts. Obwohl meine Mutter an Brustkrebs gestorben ist. Ich bin ein Typ, der nicht immer alles haben muß, was andere haben. Erst auf Drängen meines Arztes meldete ich mich beim Radiologen an. Nie wurde etwas festgestellt, das bestärkte mich natürlich noch in meiner Einstellung. Und dann wurde eines Tages doch etwas gefunden. Meiner Tochter habe ich geraten, regelmäßig zur Vorsorgeuntersuchung zu gehen. Sie hatte sich aber bereits darum gekümmert und war davon ausgegangen, daß ich mich ebenfalls regelmäßig kontrollieren ließ.

Es sind nicht meine Narben, die ich eines Morgens ertaste

Den Knoten ertastete ich selbst, er wurde nicht bei einer Vorsorgeuntersuchung entdeckt. Wegen eines Milchstaus während der ersten Schwangerschaft war ich operiert worden und hatte zwei Narben zurückbehalten. Aber ich fühlte sofort, daß das nicht die Narben sind. Bei meiner kleinen Brust spüre ich jede Veränderung. Mein Arzt praktiziert bei mir in der Nähe und ich ging auf der Stelle zu ihm. Auch er konnte diesen Knoten tasten. Er erklärte, daß als erstes eine Gewebeprobe entnommen und im Labor untersucht würde. Wenn der genaue Befund vorliege, würde er mit mir die weiteren Schritte besprechen. Ich sagte ihm, daß für mich nur eine ambulante Operation in Frage käme. Einen längeren Krankenhausaufenthalt wollte ich nicht. Damit war er einverstanden.

Zuhause rief ich sofort meine Tochter an und erzählte ihr, was passiert sei. Wir führten viele und sehr intensive Gespräche. Das war für uns beide wichtig. Ich lebe zwar allein, aber ich fühlte mich nie alleingelassen mit meiner Krankheit. Ich erfuhr Hilfe und Unterstützung von allen Seiten. Ganz besonders haben mir meine Hunde geholfen, mit der Krankheit fertig zu werden. Die Hunde spielen eine außerordentliche Rolle in meinem Leben. Mein Arzt ist sogar der Meinung, daß der Tod meiner Hündin der Auslöser für meine Erkrankung gewesen sein. Ich gebe ihm recht.

Wir einigen uns darauf, alles ambulant zu machen

Mein Arzt machte als erstes einen sogenannten Schnellschnitt um festzustellen, ob es sich um ein Karzinom handelt. Für mich persönlich stand eigentlich von Anfang an fest, daß der Knoten bösartig ist. Nach einer Woche lag das Ergebnis vor und der Befund ergab tatsächlich, daß es sich um ein Karzinom handelt.

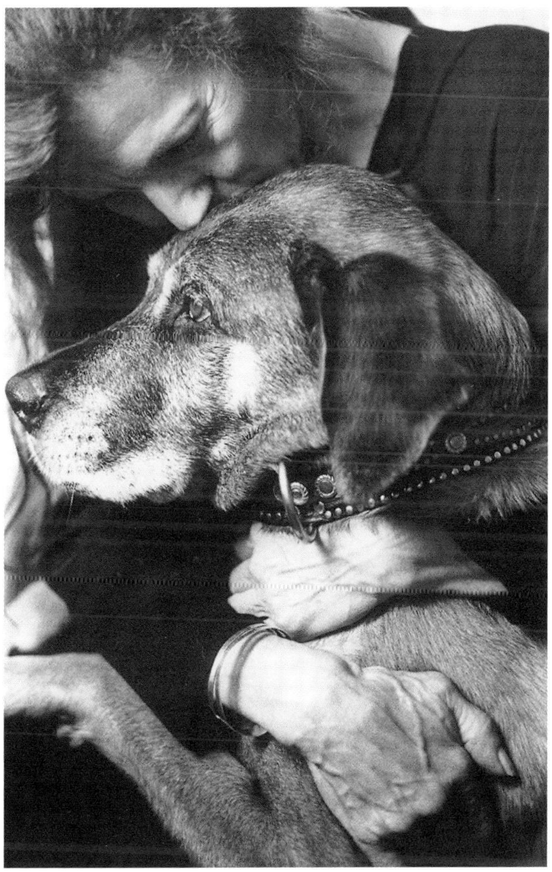

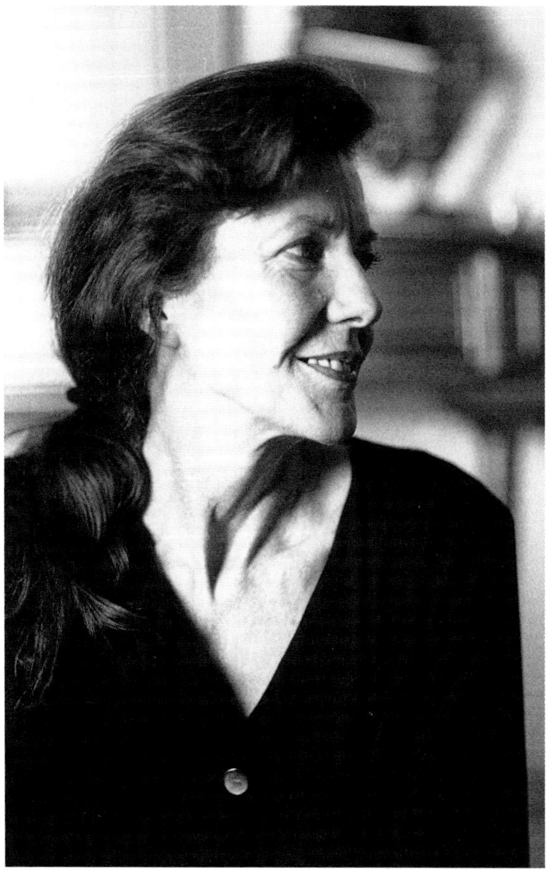

Mir war klar, daß die Brust abgenommen werden muß. Ich habe das nicht als schlimm empfunden. Vier Tage nachdem der Befund vorlag und ich mit meinem Arzt alles genau besprochen hatte, fuhr mich mein Sohn morgens in die Tagesklinik. Mein Arzt meinte zwar noch, daß er möglicherweise brusterhaltend operieren könne, aber ich wollte, daß er meine Brust entfernt. Ich fühlte mich dadurch vom Krebs befreit. Bei der Operation wurden auch Lymphknoten entfernt. Es stellte sich heraus, daß von den entfernten fünfzehn Lymphknoten vier befallen waren.

Ich verliere meine Brust

Vier Stunden nach der Operation erwachte ich langsam und wollte weg. Ich fühlte mich gut. Ich wollte nur noch nach Hause, denn ich wußte, daß meine Hündin unglücklich ohne mich ist. Wenn es mir schlecht geht, leidet sie nämlich mehr als ich. Mein Arzt gab mir noch einige Verhaltensregeln mit auf den Weg, dann konnte mein Sohn mich nach Hause bringen. Wäre ich im Krankenhaus geblieben, hätte man mir eine Drainage in die Wunde gelegt, durch die die Wundflüssigkeit abfließen kann. Da der Eingriff aber ambulant gemacht wurde, verzichtete man darauf. Stattdessen mußte ich jeden zweiten Tag meinen Arzt in der Praxis aufsuchen, damit er die Flüssigkeit, die sich angesammelt hatte, punktierte. Eigentlich bin ich nicht sehr empfindlich, aber es war jedesmal unangenehm. Wenn sich die Flüssigkeit in meiner Brust aufgestaut hatte, fühlte es sich an, als ob ich wieder eine Brust hätte. Nach vierzehn Tagen war das Punktieren nicht mehr notwendig.

Drei Tage nach meiner Operation bin ich wieder mit meinen Hunden spazierengegangen. Zum Glück wurde meine linke Brust entfernt, so daß ich mit der rechten Hand die Hunde halten konnte.

Daß ich Krebs hatte, das wurde mir erst im Nachhinein bewußt. Angst hatte ich deswegen aber nicht. Ich sprach lange mit meinem Arzt und er hat mir genau erklärt, was sich während einer solchen Krankheit im Körper abspielt. Er betonte nochmal, daß der unerwartete Tod meiner Hündin vor fünf Jahren möglicherweise der Auslöser für den Krebs gewesen sein könnte. Mein Arzt steht wie ich auf dem Standpunkt, daß allzu viele Nachuntersuchungen nur bewirken, daß man sich ununterbrochen mit der Krankheit beschäftigt. Sollten sich Metastasen entwikkeln, dann sind sie übermorgen auch noch da. Irgendwann wird man es schon merken. Was ich aber auf jeden Fall machen sollte, sei ein Knochenszintigramm. Ein Knochenszintigramm stellt fest, ob sich Metastasen im Skelett gebildet haben. Denn

Im Nachhinein wird mir erst klar, was passiert ist

Knochen sind gerade bei Brustkrebs sehr häufig betroffen. Ich bekam eine schwach strahlende radioaktive Flüssigkeit gespritzt und der Arzt konnte nach einer kurzen Wartezeit erkennen, ob sich Metastasen im Skelett befinden.

Meine Lebenseinstellung hat sich geändert

In einem hatte der Arzt recht: wenn ich zu diesem Termin mußte, beschäftigte ich mich mehr als sonst mit dem Thema Krebs. Zumindest solange, bis das Resultat vorlag. Als ich die Diagnose zum ersten Mal erfuhr, setzte ich mich gründlich mit Krebs auseinander. Mit meiner Freundin habe ich mich sehr viel darüber unterhalten. Wenn ich Fragen zu meiner Krankheit habe, spreche ich mit meinem Arzt, aber nur mit ihm. Ich lese auch keine Artikel in der Presse oder schaue mir Berichte im Fernsehen an, in denen von Brustkrebs die Rede ist.

Ich lasse es nicht mehr an mich heran, weil ich mir sage, daß die Zeit dafür zu kurz ist. Ich möchte mein Leben genießen, auch wenn ich Krebs hatte. Mit sechzig bin ich älter als ein halbes Jahrhundert. Das habe ich immerhin schon geschafft. Auch wenn ich viel Glück habe und völlig agil bleibe: ich werde älter und nicht jünger. Jetzt gedenke ich einfach, mein Leben wirklich zu genießen. Ich will mein Leben so einrichten, daß es mir damit gutgeht.

Wäre ich zwanzig Jahre jünger, würde ich mir die Brust aufbauen lassen

Wenn ich ausgehe, nehme ich meine Silikonkissen. Ich trage dann einen ganz normalen BH, in den ich die Kissen einstecke. Da ich so wenig Busen habe, muß ich auf beiden Seiten eine Prothese einlegen. Wäre ich zwanzig Jahre jünger, würde ich meine Brust aufbauen lassen. Da bin ich mir ganz sicher. In meinem Alter muß ich das nicht. Ich finde, es ist genug an mir herumgeschnitten worden. Ich lebe allein und sollte ich einen Mann kennenlernen, dann muß er damit klarkommen. Kann er das nicht, ist er eben nicht der Richtige.

Ich spüre, daß meine Lymphknoten geschwollen sind

Letztes Jahr dachte ich, daß einige Lymphknoten geschwollen sind. Weil mein Arzt derselben Meinung war, entfernte er sicherheitshalber zehn oder zwölf Lymphknoten. Er sagte mir, es sei einfach sicherer. Zum Glück war aber alles in Ordnung. Ich habe nach der Operation keinerlei Einschränkungen. Nur an einer bestimmten Stelle der Achselhöhle habe ich ein taubes Gefühl. Narbenschmerzen bei Wetterwechsel gibt es tatsächlich. Das wollte ich früher nicht glauben. Aber heute spüre ich es in meinen Narben, wenn das Wetter umschlägt. Das ist das einzige, was von meiner Operation zurückgeblieben ist.

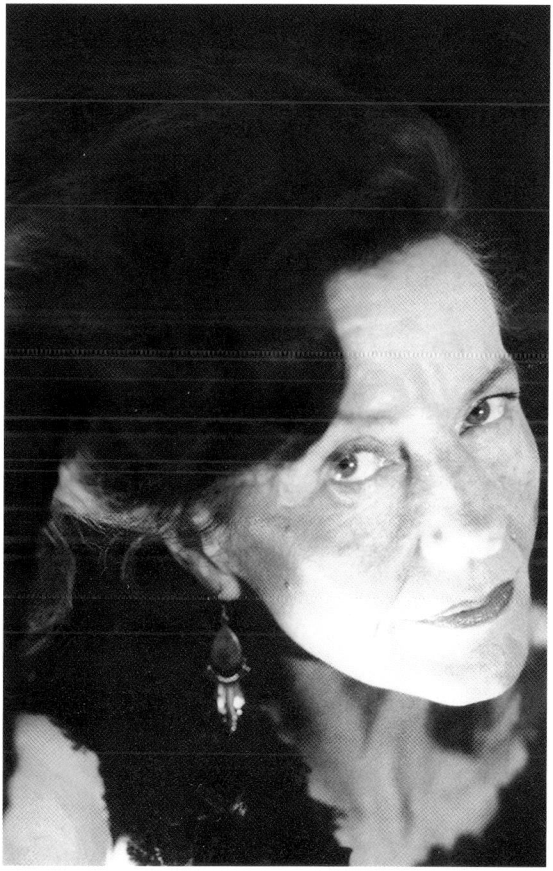

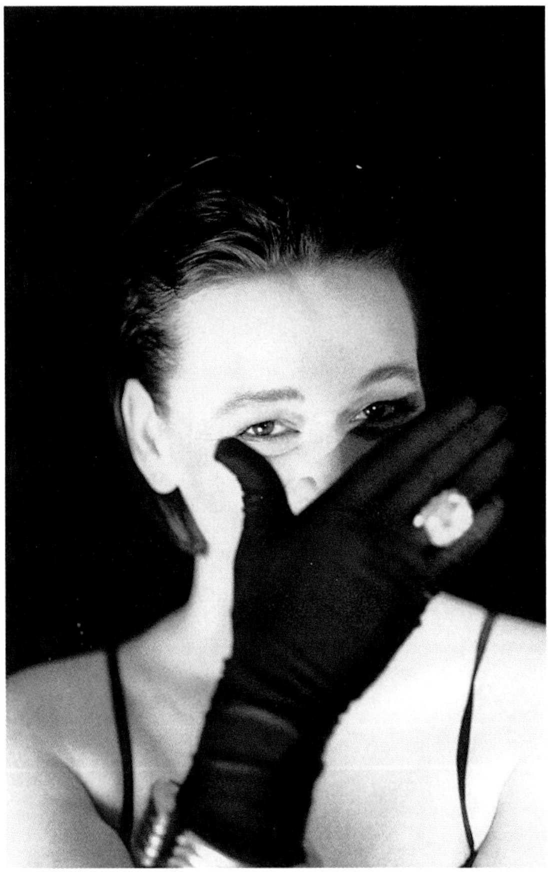

„Ich werde mich nie mehr auf die Meinung eines einzigen Arztes verlassen.“

Maren L., 30 Jahre,
verheiratet,
zwei Kinder: Nico 9 Monate, Vanessa 4 Jahre,
aus Hamburg

Ich will meine Brust verkleinern lassen

Ich wollte meine Brüste verkleinern lassen, dazu sollten aus jeder Brust acht- bis neunhundert Gramm Gewebe entnommen werden. Vor dieser Operation mußte mein Arzt aber sicher sein, daß alles in Ordnung ist und schickte mich zur Mammographie. Bis zu diesem Tag war ich noch nie bei einer gewesen. Die Untersuchung war für mich reine Routine, nichts anderes. Keinen Moment habe ich gedacht, daß ich Brustkrebs habe. Als der Radiologe mir sagte, daß da etwas zu sehen sei, und daß es sich um Krebs handeln könnte, habe ich es eigentlich überhaupt nicht richtig verstanden. Er meinte, daß ich auf jeden Fall sofort damit zu meinem Arzt gehen sollte. Der war auch überrascht und beruhigte mich, denn hundertprozentige Gewißheit gab es nicht. Die Tage bis zur Operation habe ich mir nur gesagt: „Es wird schon nichts Schlimmes sein." Ich habe mit meinen Freunden darüber gesprochen, aber die waren auch überrascht, konnten und wollten es nicht glauben und haben immer wiederholt: „Warte ab, es wird sich herausstellen, daß es nichts Schlimmes ist."

Mein Arzt erklärt, was passiert, wenn es sich doch um Krebs handelt

Mein Arzt erklärte mir, daß er, wenn sich herausstellen sollte, daß es sich um ein Karzinom handelt, den Tumor entfernen und gleichzeitig auch die Brustverkleinerung vornehmen müsse. Er sagte, daß man eine Brustverkleinerung grundsätzlich nicht hinterher machen kann, denn durch die anschließende Bestrahlung würde das Gewebe so geschädigt, daß eine Reduktionsplastik nicht machbar sei. Was blieb mir anderes übrig, als ihm zu glauben. Da ich zwei kleine Kinder habe und nicht der Typ bin, der lange im Krankenhaus liegen kann, wurde ich in einer kleinen Privatklinik operiert. Es sollte nicht mehr als drei bis vier Tage dauern.

Ich freue mich auf zwei wunderschöne, kleine Brüste

Ich hatte auch in der Nacht vor der Operation keinerlei Bedenken, daß es sich um Krebs handeln könne. Ich schlief gut und freute mich eigentlich nur auf meine neuen und kleinen Brüste. Einen Tag später kam mein Arzt und eröffnete mir, daß es doch Krebs gewesen sei, ich aber sehr viel Glück gehabt hätte, denn der Tumor war eingekapselt. Es bestehe also überhaupt kein Grund zu Sorge, daß er gestreut habe. Er betonte, daß ja auch sehr viel Gewebe um den Tumor herum entfernt worden sei. Ich sollte ganz beruhigt sein, alles sei in bester Ordnung. Weder Chemotherapie noch Bestrahlung seien nötig. Dies beruhigte mich, denn es bedeutete, daß das bösartige Gewebe entfernt worden war.

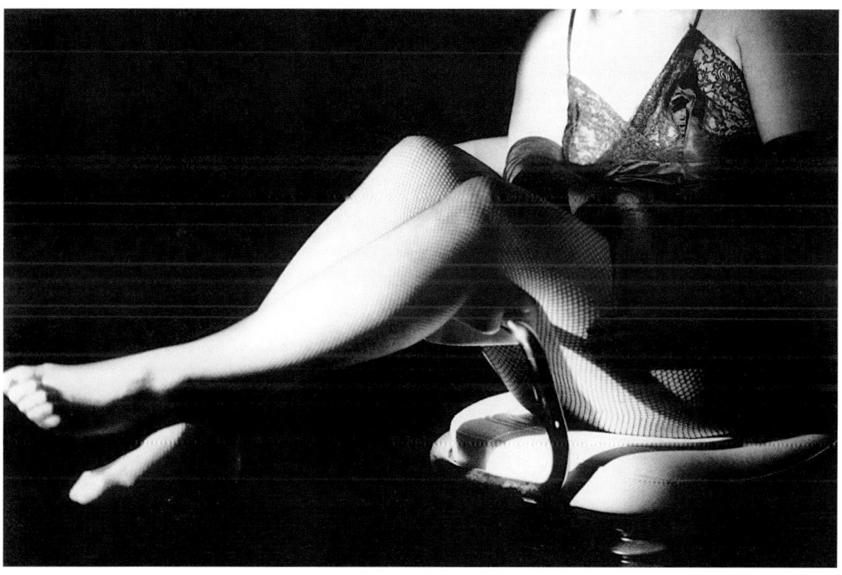

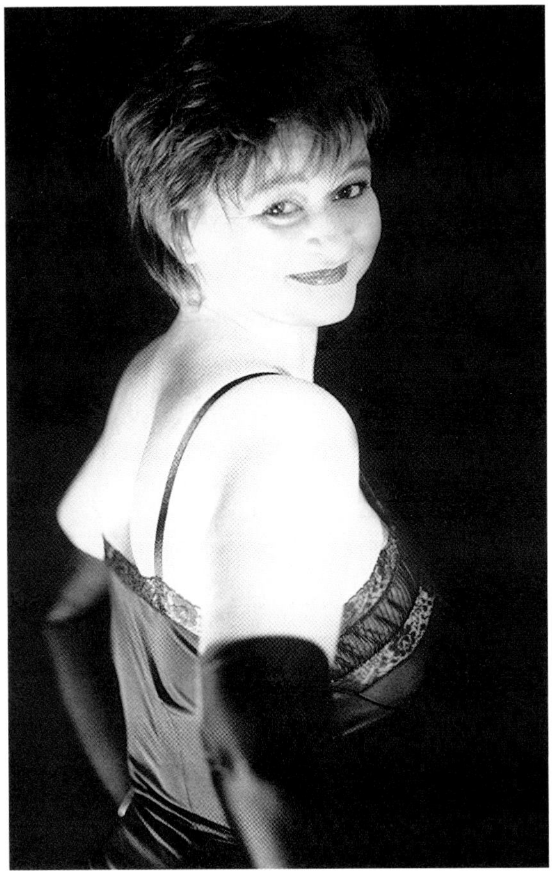

Der Heilungsprozeß verläuft nicht so, wie er soll

Kaum zuhause, platzte eine Naht nach der anderen auf. Ich mußte regelmäßig zur Untersuchung, und mein Arzt meinte, daß ich mir keine Sorgen machen müsse, das sei alles nicht so schlimm und es würde schon werden. Ich bekam immer Salben von ihm, mit denen ich die Wunden einreiben sollte. Am Anfang habe ich mir auch nichts dabei gedacht, aber als auf der rechten Seite alle Nähte aufgeplatzt waren, fing ich doch an, mir Sorgen zu machen. Darauf angesprochen, gab er mir zur Antwort: „Sie müssen sich wirklich keine Sorgen machen, denn die Brustwarze ist ja noch vorhanden. Sollte es hinterher nicht ganz so schön aussehen, kann jederzeit eine Korrektur vorgenommen werden."

Nach vier Monaten ist die Wunde immer noch nicht verheilt

Aber der Heilungsprozeß zog sich drei, vier Monate hin. Die rechte Seite war nur eine einzige offene Wunde. Es wollte einfach nicht zuwachsen. Es war ein Klumpen Fleisch, der ständig eiterte, näßte und irgendwie sah es an einigen Stellen auch schon schwarz aus. Wenn ich es vor Schmerzen überhaupt nicht mehr aushielt, ging ich zu einem anderen Arzt und der war jedesmal entsetzt. Jeder Arzt, der mich in dieser Zeit gesehen hat, wollte mich sofort in ein Krankenhaus einweisen, denn alle waren der Meinung, daß man nur noch eine Hauttransplantation vornehmen kann, damit ich jemals wieder eine Brust haben werde. Wenn ich meinen Arzt danach fragte, bekam ich immer wieder zu hören: „Machen Sie sich keine Sorgen, das wird schon wieder zusammenwachsen."

Die Qual der Heilung beginnt

Eines Abends, ich sah gerade fern, wurde es auf einmal ganz feucht und ich wußte auf Anhieb überhaupt nicht, woher diese Nässe kam. Ich spürte nur, wie an meiner rechten Körperseite ab Brusthöhe eine warme Flüssigkeit am Körper herunterlief. Als ich nachschaute, war alles aufgeplatzt und eine Mischung aus Blut, Eiter, Wundsekret, alles was nur fließen kann, lief an meinem Körper herunter. Im ersten Moment dachte ich: „Jetzt ist alles aus." Aber dann merkte ich, daß es irgendwie nicht mehr so weh tat und gleichzeitig auch eine Heilung einsetzte.

Zu dem, was übriggeblieben ist, kann man nicht mehr Brust sagen

Im Spiegel konnte ich mich nicht anschauen. Ich kann überhaupt nicht beschreiben, was ich fühlte, als alles verheilt war und ich ganz bewußt meine Brüste sah. Für mich war nur eins klar, nackt bekommt mich niemand mehr zu sehen. Mein Arzt beruhigte mich, denn jetzt wollte er das, was nicht ganz so schön aussah, korrigieren. Viele meiner Freunde haben mich für verrückt erklärt, als sie hörten, daß ich mich noch einmal von diesem Arzt operieren lassen will. Natürlich habe ich mir auch Gedanken darüber gemacht, ob es nicht besser sei, zu einem anderen Arzt zu gehen, aber ich habe gedacht, vielleicht gibt er sich diesmal mehr Mühe und es wird alles wieder gut. Auch dieses Mal ging es nicht ohne Wundheilungsstörungen, aber ganz so schlimm wie beim ersten Mal waren sie nicht.

Irgendwie erinnern mich die Nähte an Frankensteins Monster

Die Narben auf meiner Brust sahen aus wie die Nähte an Frankensteins Monster. Ich will dem Arzt nicht die ganze Schuld geben an meinen Wundheilungsstörungen, aber die meisten anderen Ärzte sagten mir, daß man das Ganze hätte anders machen müssen. Da ich noch sehr jung und zwei Jahre zuvor an Hautkrebs erkrankt war, hätte man zuerst das Karzinom entfernen und aus Sicherheitsgründen auf jeden Fall eine leichte Bestrahlung vornehmen müssen. Danach hätte eine Reduktionsplastik vorgenommen werden können. Alle waren sich einig, daß es sehr wohl möglich gewesen wäre, eine Reduktionsplastik nach der Bestrahlung zu machen.

Mein Arzt findet die Nähte zwar etwas krumm und schief, aber eigentlich ist er zufrieden

Mein Arzt war zwar nicht ganz zufrieden mit dem Resultat, aber im großen und ganzen hatte er nichts auszusetzen. Irgendwie habe ich das Gefühl, daß er gerne operiert, denn er sagte mir, daß die Brüste jetzt doch zu klein geworden sind, daß er mir in ein paar Monaten Implantate einsetzen möchte und ich würde dann ganz glücklich sein. Die Nähte seien auch etwas krumm und schief, aber das sei kein Problem, er würde alles bei der nächsten Operation korrigieren. Für ihn waren es nur Kleinigkeiten, die noch gemacht werden müssen. Nichts Aufregendes.

Eins war mir klar: dieser Arzt wird nie wieder meinen Körper berühren

Zu dem Zeitpunkt wollte ich eigentlich überhaupt keinen Arzt mehr an meinen Körper lassen. Ich hatte mich damit abgefunden, daß ich zwei unförmige Fleischklumpen habe, die eingerahmt sind von Narben, die man nicht beschreiben kann. Sie sehen auf jeden Fall nicht so aus, als würden sie von einem Arzt stammen. Ich habe versucht, mich so wenig wie möglich nackt im Spiegel anzuschauen. Wenn ich angezogen bin, sehe ich nichts und denke somit auch nicht ständig daran.

Ich fange an, bewußter zu leben

Verändert hat sich schon etwas durch die Erkrankung. Ich lebe bewußter, was nicht heißt, daß ich meine Ernährung umgestellt habe oder auf einmal Sport treibe. Natürlich rauche ich auch weiterhin. Verändert habe ich mich insofern, als ich etwas mehr

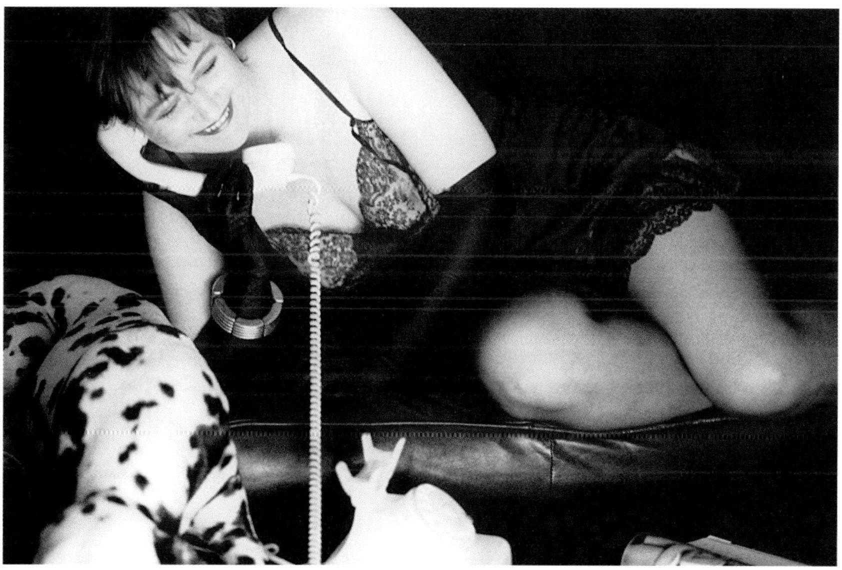

an mich denke und nicht mehr versuche, es allen recht zu machen. Man wird einfach egoistischer. Ich habe nur dieses eine Leben, warum soll ich immer nur an die anderen denken? Mir ist aber aufgefallen, daß viele Leute damit nicht klar kommen, daß ich auf einmal Nein sage. Häufig bekomme ich zu hören: „Das hast du früher doch auch gemacht, warum jetzt nicht mehr?" Ich antworte dann immer: „Nein, nun will ich es aber nicht mehr. Aus! Vorbei!" Wenn ich nicht diese schreckliche Brust hätte, würde ich überhaupt nicht daran denken, daß ich Brustkrebs hatte. Die Narben von meinem Hautkrebs sehe ich nicht, und deswegen denke ich auch nicht daran.

Krebs und Tod gehören für mich nicht unbedingt zusammen

An den Tod dachte ich zu Anfang nicht. Erst aufgrund der Reaktion der anderen Ärzte, die nicht verstanden, warum ich nicht bestrahlt worden bin. Sie waren der Meinung, daß sich kein Arzt sicher sein kann und in meinem Alter hätten sie mich auf jeden Fall bestrahlt. Da ich auch schon Hautkrebs hatte, hätte der Arzt mich zu einer Strahlentherapie schicken müssen. Erst als ich das hörte, machte ich mir Gedanken über den Tod. Natürlich habe ich jetzt immer Angst, wenn ich zur Mammographie muß. Ich denke schon Tage vor dem Termin daran, ob alles gut geht oder ob sie wieder etwas finden. Den Umschlag, der eigentlich für den Arzt bestimmt ist, öffne ich sofort und lese den Befund. Wenn ich lese „ohne Befund", fällt mir jedesmal ein Stein vom Herzen. Ich könnte nicht erst zu meinem Arzt fahren, um von ihm das Ergebnis zu hören. Ich würde verrückt werden. Früher habe ich mir nie Gedanken darüber gemacht, aber jetzt denke ich eigentlich jedesmal, diesmal finden sie bestimmt etwas.

Freundinnen und Vorsorge

Als meine Freundinnen hörten, daß ich Brustkrebs habe, wollten alle sofort zur Mammographie. Alle hatten Angst, aber im Endeffekt ist nur meine Schwester wirklich dagewesen. Als ich nachhakte, warum die anderen nicht hingehen, bekam ich zur Antwort: „Ich habe Angst davor, daß man bei mir auch etwas findet. Ich will es einfach nicht wissen." Wenn ich dann gesagt habe, daß die Heilungschancen viel besser sind, je früher der Krebs erkannt wird, haben mir zwar alle recht gegeben, aber die Angst blieb Sieger. Ich muß natürlich zugeben, wenn ich nicht diese Reduktionsplastik hätte machen lassen, wäre ich wahrscheinlich bis heute nicht zur Mammographie gegangen. Jetzt, wo es auch noch Geld kostet, sowieso nicht. Das hat nichts mit dem Geld zu tun, sondern man schiebt es als Grund vor.

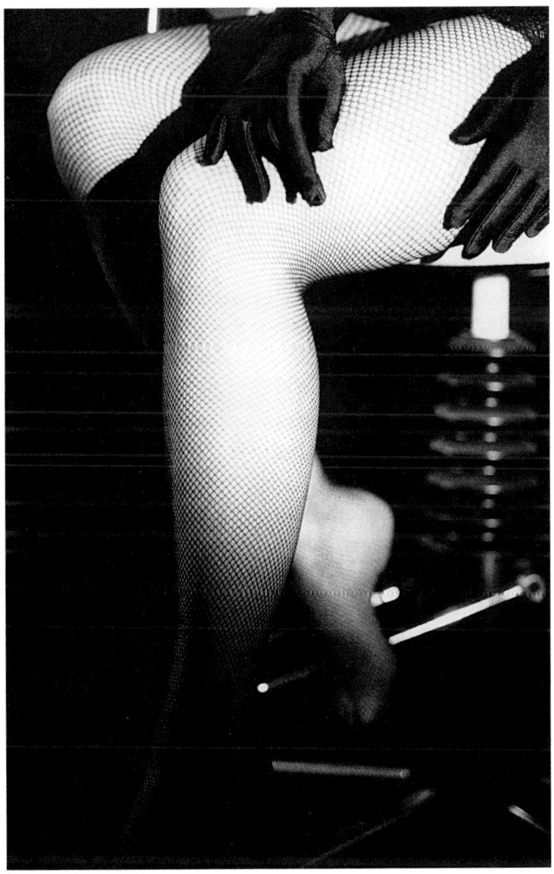

Mir wird Hilfe angeboten

Mein Arzt fragte mich, ob ich bereit wäre, meine Geschichte einer Buchautorin zu erzählen. Sie wollte ein Buch über Brustkrebs schreiben. Ich war damit einverstanden. Die Autorin, Angela Hasse, rief mich an und wir vereinbarten einen Termin. Sie kam zu mir und erzählte, was sie vorhätte und daß mein Arzt der Meinung sei, ich solle ihr meine Erlebnisse erzählen. Wir haben uns unterhalten und ich habe ihr meine Geschichte erzählt. Daß nicht alles so verlaufen ist, wie es eigentlich sein sollte. Ich zeigte ihr Fotos und im ersten Moment konnte sie überhaupt nichts damit anfangen. Sie war einfach sprachlos. Aber nachdem ich ihr dann zeigte, wie meine Brüste jetzt aussehen, sagte sie spontan: „Sie bekommen neue Brüste." Zuerst war ich skeptisch, aber je länger ich darüber nachdachte, und merkte, daß Frau Hasse es auch ernst meint, umso mehr wollte ich es jetzt auch. Sie nahm die Fotos und alle Arzt-Berichte mit und versuchte, einen Arzt zu finden, der den Mut hat, daraus wieder eine Brust zu formen. Nach langem Suchen fand sie einen Arzt in Hamburg, der sich zutraute, mich zu operieren. Gemeinsam mit Frau Hasse war ich bei ihm. Er erschrak doch sehr, als er mich das erste Mal sah. Er erklärte mir genau, was möglich ist, um mir wieder Brüste zu geben. Er kannte auch meinen Arzt und wußte, daß der für eine solche Art der Operation bekannt sei. Natürlich konnte er mir nicht versprechen, daß ich wieder schöne Brüste bekomme, aber besser als jetzt würden sie auf jeden Fall aussehen. Er erklärte mir, daß er mir zwei Silikon-Implantate einsetzen und gleichzeitig die Narben korrigieren würde.

Ich lege mich noch einmal unters Messer

Angst, daß wieder etwas schiefgehen könnte, hatte ich nicht. Der Arzt hatte mir alles sehr genau erklärt und schlimmer konnte es einfach nicht mehr werden. Die Operation verlief ohne Komplikationen. Ich fühlte mich noch sehr schlapp durch die Narkose, aber trotzdem habe ich versucht festzustellen, ob ich jetzt einen schönen Busen habe. Es war natürlich nicht möglich, denn meine Brüste waren stark bandagiert. Nach einer Woche wurde der Verband abgenommen und alle waren begeistert. Es sah wirklich gut aus. Was ich jetzt noch beachten mußte war, daß ich über einen längeren Zeitraum ständig einen BH tragen mußte, meine Arme nicht so viel bewegen durfte und nichts Schweres tragen sollte, denn dies sei ganz wichtig für die Heilung. Ich hielt mich daran, auch eingedenk dessen, daß Frau Hasse immer zu mir sagte, soviele Chancen eine neue Brust zu bekommen, hätte ich nicht.

Es war einfach toll, denn die Heilung verlief gut, die Narben heilten sehr schön und meine Brüste sehen einfach toll aus. Ich bin wirklich glücklich, daß ich in diese Operation eingewilligt habe. Einmal muß ich noch operiert werden, denn die Brustwarzen sitzen verschieden hoch. Das ist ein kleiner Eingriff, der ambulant gemacht werden kann.

Für mich persönlich habe ich mit dem Thema Brustkrebs abgeschlossen. Ich glaube, je mehr man sich damit beschäftigt, desto schlimmer ist es. Ich versuche, so positiv wie möglich damit umzugehen. Es nützt ja nichts. Ich habe Brustkrebs gehabt und bin noch sehr gut davon gekommen.

Mit dieser Einstellung habe ich auch meine erste Krebserkrankung gut überstanden. Mit 26 erhielt ich schon einmal die Diagnose Krebs. Damals handelte es sich um Hautkrebs. Auch dieser Krebs hat Narben auf meinem Körper hinterlassen, aber nur auf meinem Körper, da die Narben für mich nicht sichtbar sind, da sie sich auf dem Rücken befinden. Ich werde nicht täglich damit konfrontiert so wie mit meiner Brust. Wenn ich mich jetzt mit meiner Brust befasse, dann nicht, weil ich an Krebs denke, sondern jetzt geht es um die letzten Korrekturen, damit die Brust noch schöner wird. Ich habe Spaß am Leben und so wird es auch bleiben. Kein Hautkrebs und kein Brustkrebs kann es ändern.

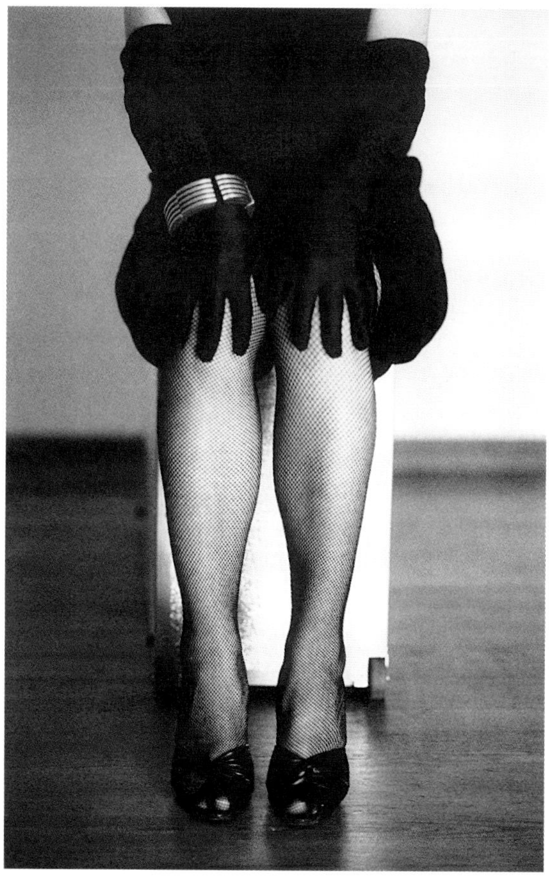

Die normale Krebsvorsorge habe ich eigentlich regelmäßig machen lassen, zur Mammographie bin ich erst spät gegangen. Mein Arzt hatte mir zwar jedesmal einen Überweisungsschein mitgegeben, hingegangen bin ich aber nicht. Ab vierzig wollte ich mich damit beschäftigen, vorher hielt ich es nicht für nötig. Nach der ersten Mammographie habe ich mich immer noch nicht regelmäßig untersuchen lassen. Ich kann zu meiner Entschuldigung sagen, daß mir jedesmal die Tränen vor Schmerzen kamen. Weil ich eine so kleine Brust habe, tut es weh, wenn an ihr gezerrt und gezogen wird. Ich glaube, daß es vielen Frauen mit kleinem Busen so geht. Noch etwas stört mich: die Assistentinnen, aber auch die Ärzte benehmen sich manchmal sehr rücksichtslos. Ärzte sollten wenigstens ein bißchen Verständnis für ihre Patientinnen aufbringen. Wenn ich nackt vor ihnen stehe, sprechen ihre Blicke angesichts meiner kleinen Brust oft Bände. Sie sehen dann immer ganz verzweifelt aus.

Ich gehe erst zur Mammographie, als ich mir sicher bin, daß ich keine Kinder mehr möchte

Aus meiner Brust wurden früher schon kleinere harmlose Knoten entfernt, deswegen gab ich acht und habe mich selbst abgetastet. Dann habe ich beim Baden etwas gefühlt. Diesmal wußte ich sofort, da stimmt etwas nicht. Bei den Knoten, die ich früher gefunden hatte, hatte ich auch spontan an Brustkrebs gedacht. Aber sie erwiesen sich jedesmal als gutartig. Dieses Mal fühlte es sich anders an: wie Gelee. Die früheren Knoten waren wie kleine feste Punkte gewesen. Ich habe dann diesen Knoten ganz genau abgetastet und war mir sicher, das ist Brustkrebs. Ich verbot mir, das zu denken, aber ich wußte einfach, daß es etwas Bösartiges ist. Die ganze Nacht unterhielt ich mich mit meinem Mann darüber. Ich bemühte mich, positiv zu denken, aber es gelang mir nicht. Mein Mann spürte meine Angst, und versuchte, mich zu beruhigen. Aber ich kenne meinen Körper ganz genau, merke jede kleine Veränderung. Die Gewißheit blieb: Diesmal ist es Krebs.

Am nächsten Morgen suchte ich im Telefonbuch einen Radiologen in der Nähe meines Wohnortes. Ich lebe in Schleswig-Holstein, mein Frauenarzt und Radiologe in Hamburg. Die umständliche Fahrt wollte ich aber nicht machen. Ich fand im Telefonbuch einen Arzt, rief an, schilderte alles und bekam auch gleich einen Termin. Nachdem er alle Untersuchungen vorgenommen hatte, bestätigte er mir, daß ein Knoten zu sehen sei, der auf jeden Fall genauer untersucht werden müsse. Er empfahl mir dringend, sofort meinen Gynäkologen zu konsultieren. Die Unterlagen für meinen Arzt gab er mir in einem großen

Auf der Treppe reiße ich den Umschlag auf

Briefumschlag gleich mit. Ich war noch nicht ganz unten an der Treppe, da riß ich den Umschlag auf. „Verdacht auf Mammakarzinom", stand da. Auf der Stelle lief ich zum Bahnhof, in die nächste U-Bahn und fuhr zu meinem Frauenarzt nach Hamburg.

Mein Frauenarzt versucht, mich zu beruhigen

Mein Frauenarzt untersuchte mich erneut und versuchte, mich zu beruhigen. Er meinte, es könne möglicherweise auch eine harmlose Zyste sein. Er piekste den Knoten an, aber es kam keine Flüssigkeit heraus, wie es bei einer Zyste der Fall hätte sein müssen. In dem Augenblick hatte ich das Gefühl, daß er auch der Meinung war, es sei ein Mammakarzinom. Er sagte mir: „Das ist überhaupt kein Problem, wenn es Krebs ist, dann entferne ich Ihnen den Tumor. Das mache ich ambulant in meiner Tagesklinik und wenn der Knoten entfernt ist, dann ist alles wieder gut."

Auf unseren Urlaub brauchen wir nicht zu verzichten

Ich sagte ihm, daß ich eigentlich vorhätte, mit meiner Familie Ferien zu machen. Aber nach dieser Diagnose schien mir das unmöglich. Er versicherte mir, daß ich ganz unbesorgt in Urlaub fahren könne, denn in den vierzehn Tagen würde der Knoten nicht sonderlich wachsen. Ich sollte mir keine Sorgen machen und versuchen, den Urlaub zu genießen. Ich rechnete nicht damit, daß die Ferien mir Erholung bringen würden, aber eigentlich waren sie gar nicht so schlecht. Irgendwie hoffte ich in dieser Zeit, daß es doch kein Brustkrebs sei. Ich beruhigte mich mit dem Gedanken: „Eigentlich bist du dumm, es kann ja auch gutartig sein. Und wenn nicht, dann hat der Arzt doch versichert, er macht einen ganz kleinen Schnitt und nimmt den Knoten raus. Dann bist du gesund. Alles wird ambulant gemacht. Du brauchst nicht mal ins Krankenhaus." Zu diesem Zeitpunkt hatte mein Mann eine Entzündung im Bein, konnte nicht laufen und war auf meine Hilfe angewiesen. Deshalb waren wir froh, den Urlaub antreten zu können. Wir brauchten beide dringend Erholung. Unsere Söhne fuhren auch mit und so hatte ich viel Abwechslung und dachte sehr wenig an meine Brust.

Meine Söhne wußten von meinen Problemen. Sie haben mir sehr geholfen und mir Mut gemacht. Verschweigen wollte ich meine Ängste nicht. Ich habe mich nicht zurückgezogen, sondern immer darüber geredet. Das hat mir sehr geholfen, meine Angst abzubauen. Nur durch solche Gespräche konnte ich die Zeit überhaupt überstehen. Nachts im Bett kam manchmal der Gedanke „was wäre wenn". Aber ich habe jedesmal mir

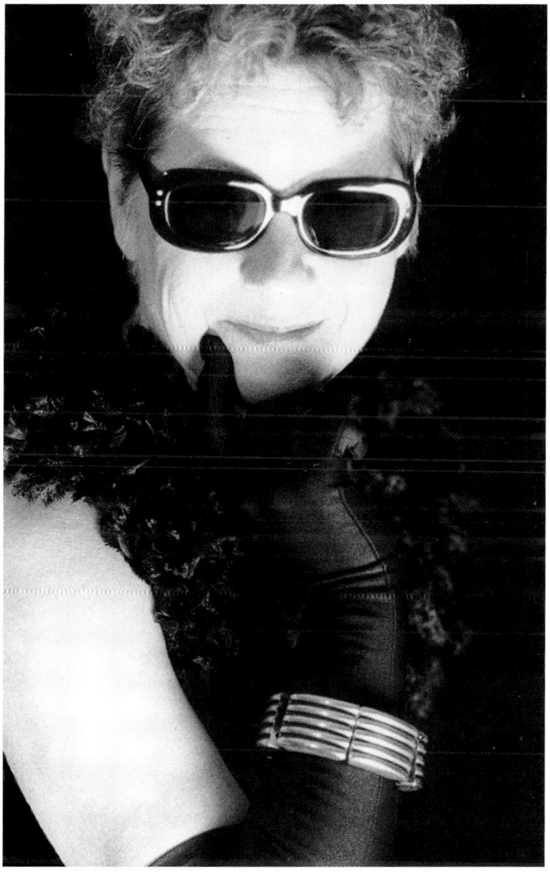

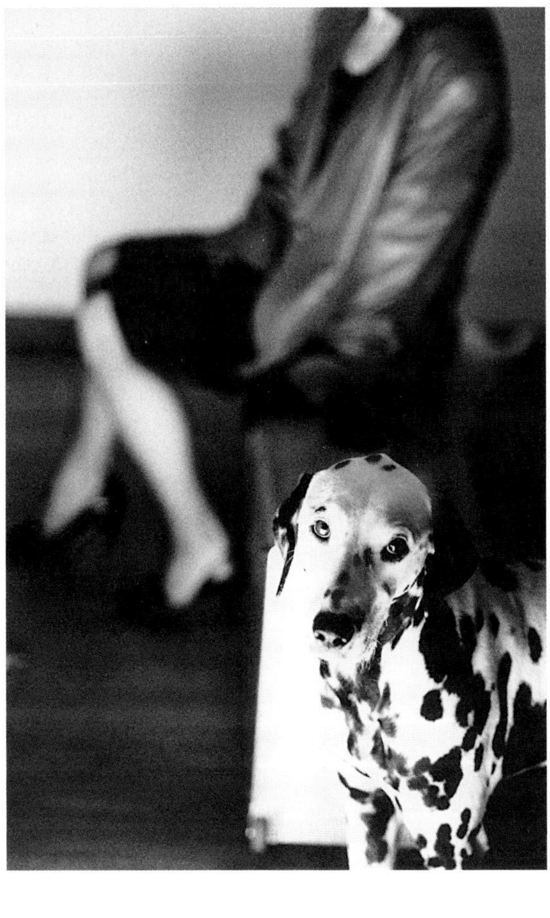

selbst versichert: „Dein Arzt hat doch gesagt, es sei alles kein Problem und du sollst dir überhaupt keine Sorgen machen."

Morgens operiert und mittags nach Hause

Sonnabends kamen wir aus dem Urlaub und Montag wurde ich gleich operiert. Noch auf dem Weg in die Klinik und in der Zeit vor der Operation versuchte ich mir einzureden, daß es ja nicht unbedingt Krebs sein muß. Ich wollte nicht negativ denken. Als ich dann aus der Narkose aufwachte, kam mein Arzt, setzte sich zu mir aufs Bett und eröffnete mir, daß es sich doch um Krebs gehandelt hätte. Da brach ich zusammen und mußte schrecklich weinen. Er sagte aber auch, ich müßte mir absolut keine Sorgen machen, denn er hätte ganz großflächig Gewebe weggenommen. Er mußte auch keine Lymphknoten entfernen, denn der Tumor war verkapselt. Ich solle mir es so vorstellen, als wenn man mir den Blinddarm entfernt hätte und ich jetzt wieder gesund sei. Genauso sei es bei dieser Art von Krebs. Der Tumor wurde entfernt, aber nicht meine Brust und damit sei ich gesund. Man zweifelt natürlich immer, ob auch wirklich alles weg ist, ob der Tumor nicht doch gestreut hat. Mein Arzt versicherte aber immer wieder, daß er alles getan hätte, mehr könne man nicht tun. Ich bräuchte mir wirklich keine Sorgen zu machen. Was ich aber auf jeden Fall machen müßte, sei eine anschließende Bestrahlung.

Warum haben wir ausgerechnet jetzt so einen heißen Sommer?

Gleichzeitig mit dem Beginn der Bestrahlung hatte ich ein seelisches Tief. Es gab Tage, da ging es mir sehr gut, aber dann fiel ich in ein tiefes Loch. Ganz plötzlich überkamen mich große Ängste, ich hatte keine Lebenslust mehr. Mit der Bestrahlung hing das nicht zusammen, ich bin nicht einmal sicher, ob es etwas mit dem Krebs zu tun hatte. Die Gefühle kamen einfach über mich. Diese Phasen von sinkendem Lebensmut dauerten nicht lange, kehrten aber immer wieder.

Da ich nicht genau wußte, was bei der Bestrahlung auf mich zukommt, ging ich relativ gelassen ins Krankenhaus. Hätte ich vorher geahnt, daß ich zwanzig Minuten auf einer Liege stillhalten muß, und mich überhaupt nicht bewegen darf, wäre ich bestimmt mit anderen Empfindungen an die Sache herangegangen. Während ich reglos dalag, wurden auf meinem Körper die zu bestrahlenden Stellen markiert. Diese Markierungen müssen sechs Wochen auf der Haut bleiben. Das bedeutete, daß ich die nächsten anderthalb Monate mich weder duschen noch eincremen durfte. Alles wäre nicht so schlimm gewesen, wenn wir nicht so einen außergewöhnlich heißen Sommer gehabt hätten. Man schwitzt, ohne sich sonderlich zu bewegen. Ich zog immer T-Shirts an, die verhältnismäßig hoch am Hals anschließen und band dann zusätzlich noch ein Tuch um. Ich wollte nicht, daß die Markierungen zu sehen waren. Jede Bestrahlung bedeutete für mich, daß für den Krebs die Chancen, in meinem Körper Unheil anzurichten, immer geringer werden. Nur so konnte ich ertragen, nicht duschen zu dürfen. Die eigentliche Bestrahlung dauerte nur wenige Minuten. Ganz zum Schluß war ich unter dem Arm etwas verbrannt, das war aber eigentlich nicht zu verhindern, denn alles, was mit Arzt, Krankenhaus und Kranksein zusammenhängt, macht mir Angst und dann schwitze ich automatisch. Durch die Feuchtigkeit kommt es dann zu Verbrennungen auf der Haut. Aber es war nicht sehr schlimm.

Ich dachte nur immer: „Bestrahlt mich ruhig ordentlich, dann verschwindet alles aus meinem Körper, was mich krank macht." Ich fühlte mich wirklich sicherer dadurch und im Gegensatz zur Chemotherapie spürte ich bei der Bestrahlung nichts und hatte auch keine starken Nebenwirkungen, war bloß dauernd ein bißchen schlapp und müde.

Mit meinem Körper bin ich ganz empfindlich

Ich mag meinen Körper und reagiere sehr empfindlich, wenn man ihm Schmerzen zufügen will. Wenn Menschen mir zu nahe kommen, fühle ich mich schnell eingeengt. Ich kann es auch nicht leiden, von Fremden berührt zu werden. Ich weiß nicht, ob ich damit vielleicht meinen Körper schützen will, gerade weil ich ihn mag.

Viele Frauen haben Probleme mit ihrem Busen, finden ihn entweder zu groß oder zu klein. Das kann ich nicht verstehen, denn ich finde meine Brust schön. So wie sie ist, so paßt sie zu mir. Alles ist stimmig. Das Gute ist, daß nicht nur ich meinen Körper mag, sondern auch mein Mann.

Wenn ich jetzt etwas zum Thema Brustkrebs lese, fühle ich mich nicht angesprochen. Ich bin heute gesund. Das hat mir mein Arzt auch immer wieder versichert. Der Krebs hat nicht gestreut, und sollte ich doch noch einmal erkranken, würde es genauso wieder ablaufen.

Ich habe zwar versucht, mich mehr auf mich selbst zu konzentrieren, aber so richtig gelungen ist es mir nicht. Ich habe eine große Familie, einschließlich zweier wunderbarer Enkelkinder, die mir sehr viel Freude bereiten. Mein Mann war für mich eine große Stütze in der schweren Zeit und er ist es noch. Auch wenn ich behaupte, daß ich mit dem Thema Brustkrebs

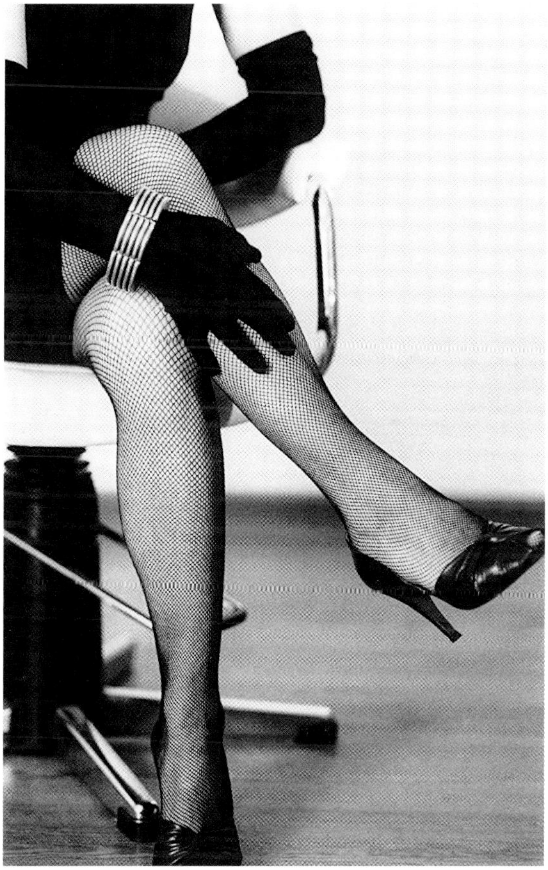

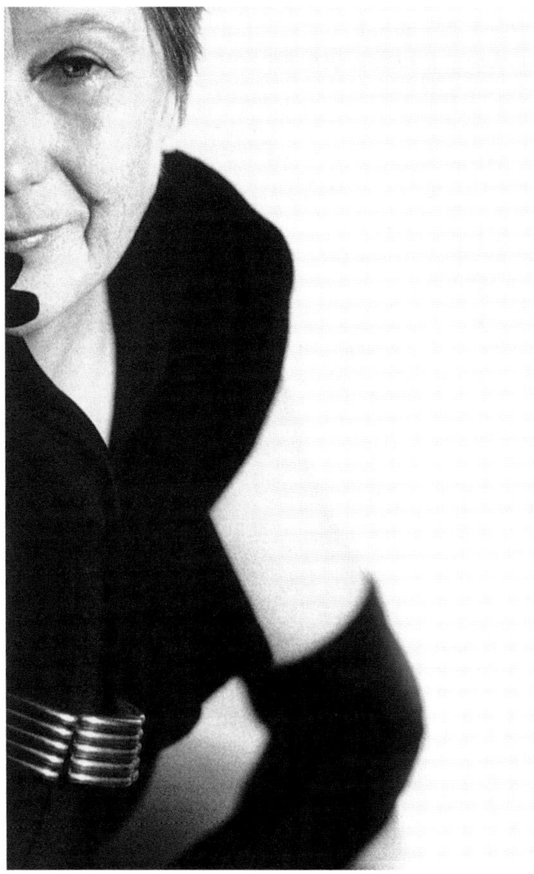

abgeschlossen habe, so ist das doch nur ein Verdrängen. Ich bin der Meinung, daß eine Erkrankung wie Krebs, bei der man sich, auch bei einer noch so positiven Einstellung, unweigerlich Gedanken über den Tod macht, immer nur verdrängt wird. Ich glaube, keine Frau kann jemals diese Krankheit ganz aus ihrem Gedächtnis streichen. Mir gelingt es jedenfalls nicht. Mein Problem ist, sei es ein Fehler oder nicht, daß ich mir über alles im Leben Gedanken mache. Meine Versuche, das Leben etwas leichter zu nehmen und nicht alles an mich heranzulassen, sind kläglich gescheitert. Ich arbeite aber daran, denn ich bin nicht für alles und jeden verantwortlich. Das sage ich mir jeden Tag aufs Neue.

Nach meiner Krebserkrankung habe ich weder meine Lebensweise verändert noch meine Ernährung umgestellt. Besondere Vorsätze für mein weiteres Leben habe ich auch nicht gefaßt. Ich habe mein Leben einfach so weitergeführt wie vorher und ich bin mir sicher, das hat mir geholfen, der Krankheit den Schrecken zu nehmen. Geholfen dabei haben mir meine Freunde, die Familie, ganz besonders natürlich mein Mann. Seit dieser Zeit bin ich viel ängstlicher geworden, was meinen Körper betrifft. Ich genieße jetzt jeden Tag.

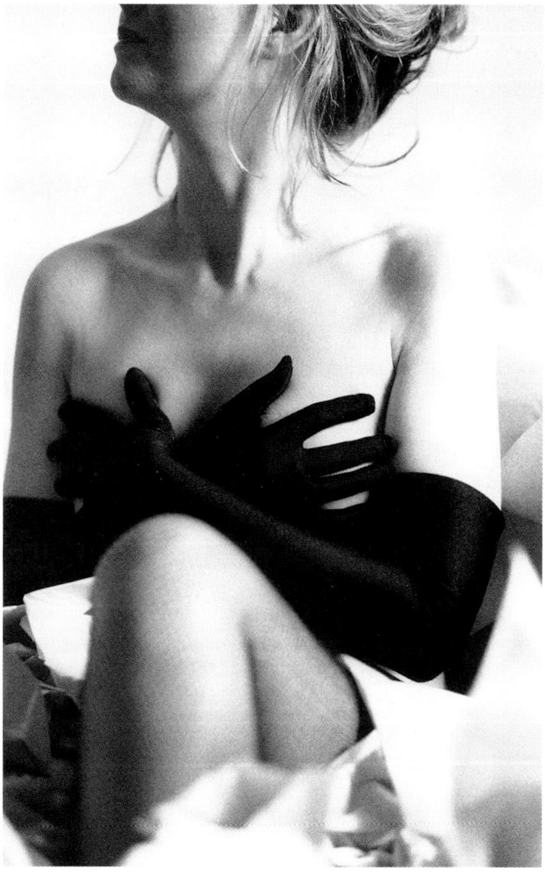

„Ich bin und bleibe eine hoffnungslose Optimistin.“

Sandra S., 32 Jahre,
verheiratet,
drei Kinder: 8 Jahre, 4 Jahre und 7 Monate,
lebt außerhalb von Hamburg

Es sieht aus wie Mikrokalk

Meine Großmutter ist an Brustkrebs gestorben. Deshalb bestand mein Arzt jedesmal auf einer Vorsorgeuntersuchung mit Mammographie. Dann wurde ich schwanger und nachdem ich mit dem Stillen aufgehört hatte, ließ ich mir sofort einen neuen Vorsorgetermin geben. Bei dieser Untersuchung wurde etwas entdeckt. Der Radiologe meinte, daß es sich um Mikrokalk handle und ich mir überhaupt keine Sorge machen müßte. Nur an einer Stelle sah die Mikroverkalkung so aus, als ob daraus etwas Bösartiges entstehen könnte. Insbesondere wegen meiner familiären Vorgeschichte empfahl er mir, das entfernen zu lassen. Ich hätte aber überhaupt keinen Grund, mir irgendwelche Sorgen zu machen. Er stellte mir eine Überweisung aus und ich bekam sofort einen Termin im Krankenhaus.

Alle sagen, daß ich mir überhaupt keine Sorgen machen muß

Die Ärzte im Krankenhaus ertasteten, genau wie mein Arzt, auch nichts, sondern konnten nur auf den Bildern etwas erkennen. Nach allen Untersuchungen waren sich die Ärzte sicher, daß es harmlos sei. Ärzte müssen eine Patientin darüber aufklären, was geschieht, wenn sich während der Operation herausstellt, daß es sich doch um ein Karzinom handelt. Dazu sind sie verpflichtet, gleichgültig, ob es sich um einen großen oder kleinen Eingriff handelt. Sie sagten mir, daß sie versuchen würden, brusterhaltend zu operieren. Für mich stand aber fest, wenn es sich um Krebs handelt, dann will ich, daß sie meine Brust amputieren. Aber eigentlich rechnete niemand damit, weder die Ärzte, noch mein Mann, noch ich.

Alle sind schockiert!

Leider behielt der Radiologe recht, der gewarnt hatte, daß es sich bösartig entwickeln könnte. Es war nämlich zu diesem Zeitpunkt schon bösartig! Als ich nach der Operation aufwachte, saß mein Mann bei mir am Bett. Ich erinnere mich, daß dann die Ärztin ins Zimmer kam und fragte, ob schon jemand mit mir gesprochen hätte. Durch die Narkose war ich noch benommen und murmelte: „Nein!" Sie sagte: „Schade, schade, aber wir mußten ihnen die Brust entfernen." Sie warf mir das einfach so ohne Vorwarnung an den Kopf. Mein Glück in diesem Moment war, daß mein Mann bei mir war. „Das kann doch gar nicht wahr sein, was du gerade gehört hast", war mein allererster Gedanke. Ich weiß nicht, wieviel Zeit verstrich, aber irgendwann fing ich an zu weinen. Richtig begriffen hatte ich das Ganze aber immer noch nicht. Darum kann ich auch nicht sagen, wie mein Mann Volker auf die Nachricht reagierte. Kurz danach schlief ich wieder ein. Jedesmal wenn ich aufwachte, mußte ich überlegen, ob

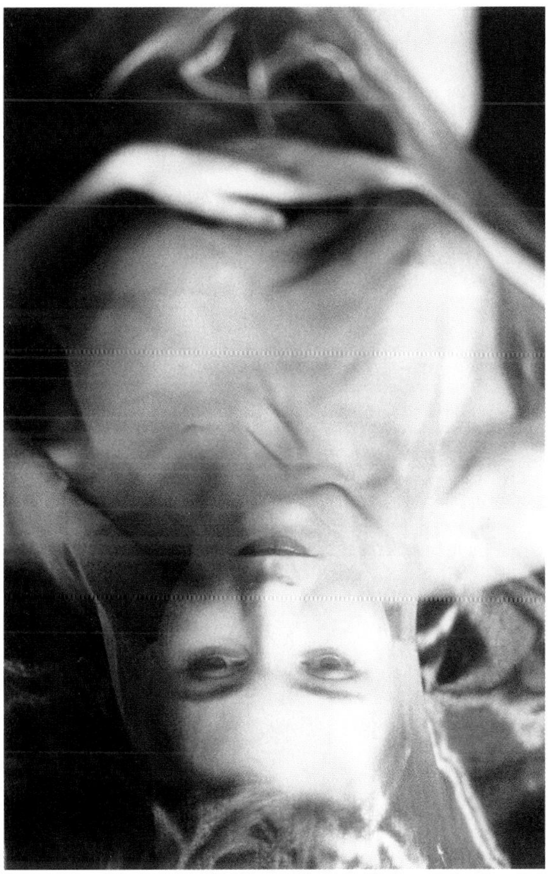

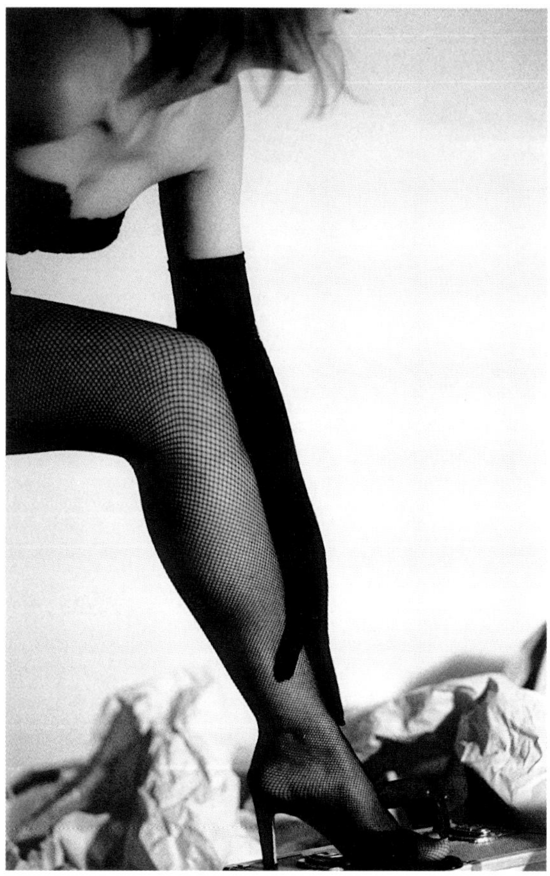

ich nur schlecht geträumt hatte oder es wahr ist, daß ich nur noch eine Brust besitze. Zeit zur Auseinandersetzung mit dieser Vorstellung hatte ich nicht, denn unter der Nachwirkung der Narkose dämmerte ich immer wieder weg. Aber irgendwann verliert auch die stärkste Narkose ihre Wirkung und ich konnte nicht länger im Schlaf Vergessen suchen.

Der hoffnungslose Optimist kommt bei mir durch

Zu keinem Zeitpunkt habe ich an den Tod gedacht. Ich bin jung, glücklich verheiratet und wir haben drei wunderbare Kinder. Nachdem die Ärztin mir erklärte, daß keine Lymphknoten herausoperiert werden mußten, stand für mich fest, daß alles Bösartige aus meiner Brust entfernt worden war. Innerhalb von drei Tagen hat man Gewißheit, denn dann liegt der Laborbefund vor. Für mich waren diese drei Tage nicht so schlimm wie für Volker. Für mich stand fest, daß alles wieder gut wird. Ich bin nun einmal ein hoffnungsloser Optimist.

Ich möchte meinen Freundinnen erzählen, was passiert ist

Ich versuchte meine Freundinnen zu erreichen, um ihnen zu erzählen, was passiert ist. Ich wollte nicht ihr Mitleid, sondern ich fürchtete, daß sie vielleicht so entsetzt sind, daß sie mich nicht besuchen. Daß sie vielleicht nicht wissen, was sie sagen sollen. Angst davor haben, wie ich auf ihre Fragen reagieren könnte. Meine Freundinnen bedeuten mir sehr viel. Zu Hause sehen wir uns fast täglich. Ich lebe außerhalb von Hamburg in einem kleinen Ort, da kennt jeder jeden. Man spricht miteinander, feiert zusammen, trifft sich regelmäßig, die Kinder besuchen denselben Kindergarten oder dieselbe Schule. Ich brauche diese Nähe und diese Art des Lebens. Deshalb wollte ich eins nicht: Ruhe und Alleinsein. Wenn die Tür des Krankenzimmers sich öffnete und Besuch kam, sagte ich als erstes: „Die Brust ist ab!" Zuerst waren alle natürlich schockiert, aber als sie dann sahen, wie fröhlich ich im Bett saß, konnten sie besser damit umgehen. Über jede Frage freute ich mich, denn dadurch bekam die ganze Situation etwas Normales.

Eigentlich bin ich gesund

Als das Laborergebnis vorlag, kam die Ärztin sofort zu mir, und wollte mir wenigstens auch die gute Nachricht bringen. Sie sagte, daß alles entfernt worden sei und ich als geheilt gelte. Ich bin eigentlich nach dem ersten Schock auch davon ausgegangen. An Chemotherapie oder Bestrahlung habe ich nie gedacht, weil die Ärzte das auch nicht in Erwägung zogen. Für mich stand nach der Operation fest: Alles ist entfernt worden, ich bin gesund.

Ich entschließe mich, auch meine gesunde Brust entfernen zu lassen

Mein Entschluß die andere, gesunde Brust auch noch entfernen zu lassen, reifte, weil die Ärzte mich wiederholt auf die Möglichkeit hinwiesen, daß die andere Seite auch befallen werden kann, da der Krebs an verschiedenen Stellen war. Das hörte ich immer wieder. Das war für mich ein Grund, mich von meiner rechten, gesunden Brust zu trennen. Ein weiterer Grund war, daß ich ein halbes Jahr nach meiner ersten Operation zu einer routinemäßigen Mammographie mußte. Es war alles in Ordnung, aber der Arzt sagte: „Kommen Sie in einem Jahr wieder." Da dachte ich: „Toll, erst hieß es, du sollst alle halbe Jahr kommen, jetzt bist du das erste Mal da und dann heißt es, du mußt erst in einem Jahr wiederkommen. Das nächste Mal sagen sie vielleicht, du sollst in zwei Jahren wiederkommen. Die Ärzte waren sich damals bei der Mammographie auch sicher, daß es kein Krebs ist. Und was ist passiert: Sie haben sich geirrt und ich habe keine linke Brust mehr." Meine Angst, erneut an Brustkrebs zu erkranken, war einfach zu groß. Die Entscheidung stand für mich fest: Ich lasse mir auch die rechte und gesunde Brust amputieren. Natürlich habe ich mit meinem Mann darüber gesprochen, er hat sich meine Meinung zunächst angehört und erst dann etwas dazu gesagt. Später meinte er: hätte ich ihn gefragt, gleich bei der ersten Operation die gesunde Brust mit entfernen zu lassen, dann wäre er auch damit einverstanden gewesen. Er verstand meine Angst vor einer erneuten Erkrankung und er weiß, ich hätte mich bestimmt jedesmal verrückt gemacht, wenn ich nur den kleinsten Schmerz in der Brust verspürt hätte. Seine Angst, mich zu verlieren war sehr groß. Er hat mehr an den Tod gedacht als ich.

Ich möchte wieder neue Brüste haben

Zeitgleich mit diesem Entschluß informierte ich mich über die Möglichkeiten eines Brustaufbaus. Zuerst war ich in einer Klinik, die mir mein Arzt empfohlen hatte. Der Arzt war sehr nett und erklärte mir ausführlich, wie er es machen würde. Für ihn kam ein Aufbau aus dem Rückenmuskel nicht in Frage, seiner Meinung nach sei ich dafür zu schlank. Er wollte mir Implantate einsetzen. Als ich ihm sagte, daß ich mir auch meine gesunde Brust abnehmen lassen möchte, lehnte er ab, denn einen gesunden Körperteil würde er auf keinen Fall entfernen. Ich sollte mir diesen Schritt wirklich gut überlegen.

Daraufhin bin ich zu einer Plastischen Chirurgin gegangen, die mir auch empfohlen wurde. Als ich die Praxis betrat, dachte ich: „Hier sieht es genauso aus, wie man sich die Praxis eines Schönheitschirurgen vorstellt. Total durchgestylt." Die Ärztin

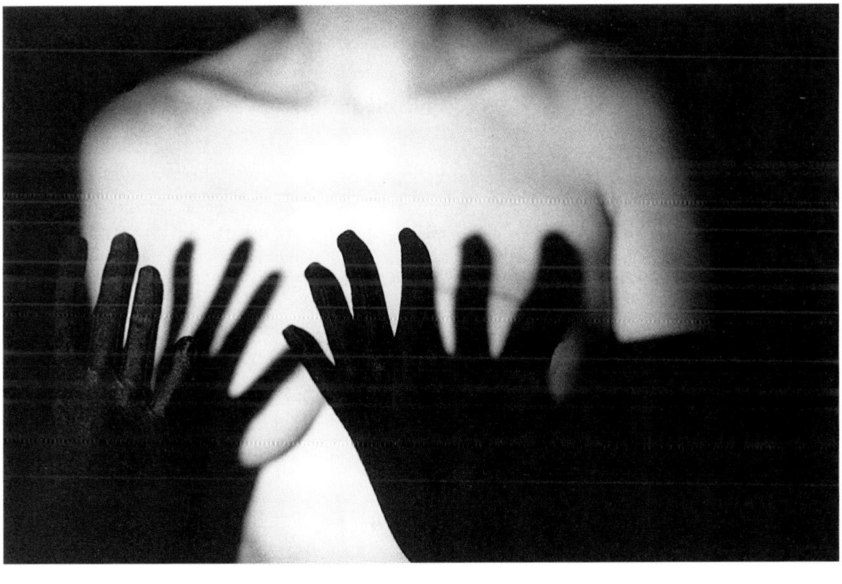

versuchte, mir in kürzester Zeit und mit möglichst vielen Fachausdrücken begreiflich zu machen, wie sie sich die Operation vorstellt. Die Möglichkeit nachzufragen, räumte sie mir gar nicht erst ein. Das Gespräch verlief sehr einseitig, nach dem Motto: so wird es gemacht und nicht anders. Vielleicht ist sie eine gute Chirurgin, aber ich hatte nicht einen Moment lang das Gefühl, daß sie mich als Patientin ernstnimmt.

Ein Arzt hat Verständnis für mich

Sie verwies mich aber an einen Arzt, der auf diese Art von Rekonstruktionen spezialisiert ist. Der hat sich dann sehr viel Zeit genommen, hat mir alles ganz genau erklärt. Er zeigte mir Fotos von Frauen, bei denen er diese Art der Operation durchgeführt hat und die positiv verlaufen war. Genauso zeigte er mir Fotos von Fällen, in denen die Operation nicht so gut gelungen war. Für ihn gab es keinen Grund, die Rekonstruktion nicht aus meinem Rückenmuskel zu machen. Aber er machte mir auch deutlich, daß ich auf jeden Fall Implantate benötigen würde, da ich nicht über genügend Fettgewebe verfüge. Was mir ganz wichtig war: ich konnte Fragen stellen, wenn ich etwas nicht verstand und er erklärte mir alles solange, bis ich zufrieden war. Es geht schließlich um mich, um meinen Körper, um meine Brust. Auch wenn ich keine Angst vor dem Eingriff habe, bedeutet das doch nicht, daß es mir egal ist, was die Ärzte mit mir machen. Ich wollte es genau wissen und mein Mann auch. Mein Mann hat sich immer erst hinterher dazu geäußert, weil er meine Meinung nicht beeinflußen wollte.

Das erste Gespräch führte ich allein, aber der Arzt riet mir, nochmal mit meinem Mann zu kommen, damit auch er sich eine Vorstellung machen kann, wie meine Brust hinterher aussieht, dann bekäme er keinen Schock. Das fand ich sehr gut. Auf meine Frage, ob er auch die gesunde Brust entfernen würde, erwiderte er: „Wenn es Ihr fester Entschluß ist und Sie das wirklich möchten, dann gibt es kein Problem." Das bestärkte mich zusätzlich, es von ihm machen zu lassen, obwohl ein anderer Arzt aus dieser Klinik ständig versuchte, mir diese zweite Operation auszureden. Bei einer späteren Visite gab er sogar zu, daß er mich nicht operiert hätte. Ich hatte also Glück, daß ich an seinen Kollegen geraten bin.

Ich weiß, daß ich auch durch die Amputation meiner gesunden Brust keinerlei Sicherheit habe, nie mehr an Brustkrebs zu erkranken. Aber es gab überzeugendere Gründe, sie amputieren zu lassen als sie zu behalten. Ich fühle mich jetzt auf jeden Fall ganz gesund.

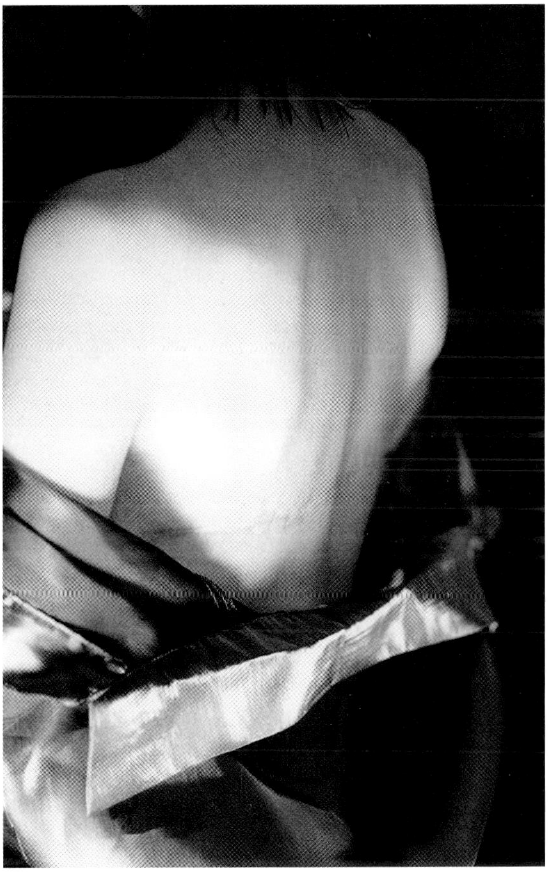

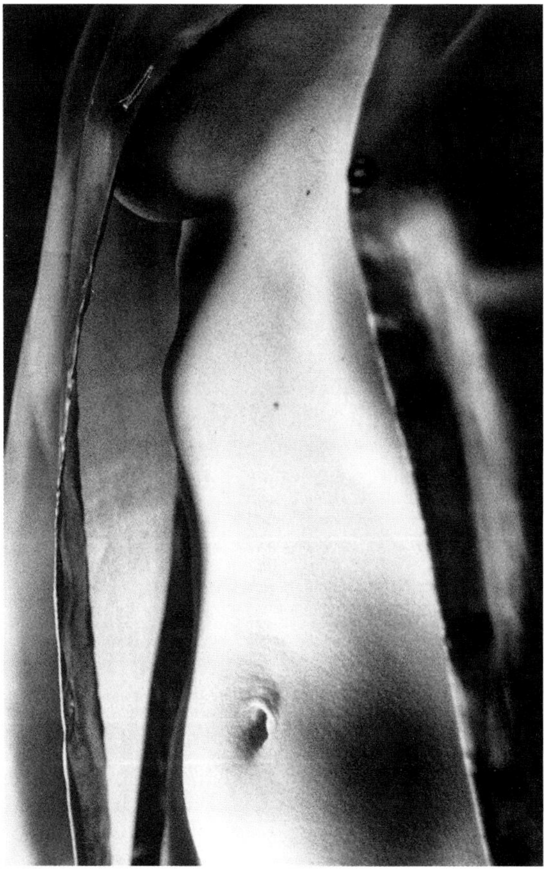

Damit, daß die Implantate aus Silikon sind, hatte ich keinerlei Problem. In dem Gespräch hat mein Arzt mir von Hydro-Gel-Implantaten abgeraten und Implantate mit einer Kochsalzlösung kamen für mich nicht in Frage, denn ich hatte gehört, daß sie bei einigen Bewegungen glucksen. Deshalb entschied ich mich für Silikon.

Ich habe kein Problem damit, daß ich jetzt Silikon-Implantate habe

Die Amputation der ersten Brust fand im April statt, die Rekonstruktion habe ich im Dezember machen lassen. Im Februar des darauffolgenden Jahres habe ich mir die gesunde Brust entfernen lassen. Gleichzeitig wurde der Aufbau gemacht. Da ich einen Brustaufbau wollte und mich auch ganz genau informiert habe, genau wußte, was auf mich zukommt, mit den Ärzten gemeinsam alles besprochen hatte, bin ich ohne große Angst ins Krankenhaus gegangen. Eine ganz wertvolle Hilfe war auch zu dieser Zeit mein Mann. Er blieb die ganze Zeit zu Hause, deshalb brauchte ich mir um unsere Kinder keine Sorgen machen. Auch in der Zeit danach war er immer für mich da und hat mir alles abgenommen. Das war wichtig, denn weil ich mich für einen Aufbau mit Eigengewebe aus dem Rückenmuskel entschieden hatte, durfte ich in den ersten Wochen nichts Schweres heben und mußte mich sehr schonen. Wie erklärt man zwei kleinen Kindern, die sich freuen, daß ihre Mutter wieder da ist, und nichts lieber möchten als auf den Arm genommen werden, daß das in den nächsten Wochen nicht möglich ist. Es flossen zwar ab und zu Tränen, aber sie haben es doch verstanden.

Ich habe beide Operationen hinter mir

Die erste wie die zweite Operation verlief ohne Komplikationen. Obwohl ich eine große Narbe auf dem Rücken hatte, spürte ich keine übermäßigen Schmerzen. Die einzigen Schmerzen, die ich hatte, waren Rückenschmerzen vom Liegen. Die Rippen taten mir weh. Der Arzt hat es mir so erklärt: dort, wo der Rückenmuskel entfernt wurde, fehlt die Schutzschicht. Diese Schmerzen wurden aber mit der Zeit immer geringer. Bei bestimmten Bewegungen merkte ich, daß der Muskel im Rücken fehlt und jetzt weiß ich auch, wozu der Latissimus gut ist. Der Arzt wollte feststellen, ob sich der Muskel noch bewegt. Dazu mußte ich mich auf eine Liege setzen und mit den Armen abstützen. Während ich mich abstützte, tastete er die Brust ab, um zu kontrollieren, ob der Muskel sich noch bewegt. Das Muskelzucken verging allmählich. Manchmal spüre ich noch den Muskel, wenn ich versuche, mich mit den Armen hochzudrücken. Größere Einschränkungen im Rückenbereich sind aber

Die Operationen verliefen ohne Komplikationen

nicht zurückgeblieben. Durch die Kinder bewege ich den Arm sowieso andauernd und dadurch wird er auch immer beweglicher. Langsam kommt auch wieder ein Gefühl in meine Brust.

Alle sind zufrieden

Ich bin sehr zufrieden mit dem Ergebnis und mein Mann auch. Wenn ich an mir runterschaue, freue ich mich immer wieder darüber, daß ich diese Operationen habe machen lassen. Es ist aber ein Unterschied, ob ich von oben an mir heruntersehe oder ob ich vor dem Spiegel stehe. Von oben sehe ich nur eine Narbe, stehe ich aber vor dem Spiegel, ist eigentlich die ganze Brust eine Narbe. Das Implantat-Gewebe aus dem Rücken hat die Form eines Auges. Mit der Zeit haben wir uns alle daran gewöhnt und keiner achtet mehr darauf.

Ich habe mich auch nicht vor den Kindern versteckt. Mein Sohn hat natürlich mitbekommen, daß ich keine Brust mehr habe, und als ich noch einmal ins Krankenhaus mußte, sagte ich ihm, daß ich jetzt eine neue Brust bekomme. Er schaute mich an und meinte: „Ach, haben die im Krankenhaus genug davon?" Meine Tochter hat zu Anfang alles abgeblockt. Sie wollte damit nicht konfrontiert werden, aber wenn ich dusche, kommen grundsätzlich die Kinder dazu und somit hat sie es, ob sie wollte oder nicht, doch gesehen. Zuerst fand sie es nicht schön, aber jetzt ist das für uns alle überhaupt kein Thema mehr.

Außer meiner Familie und meinem Vater habe ich es noch niemandem gezeigt. Meinen Vater nahm meine Erkrankung sehr mit. Ich fragte ihn, ob es ihn interessiert, wie es jetzt aussieht. Ja, das wollte er und darüber habe ich mich sehr gefreut. Von dem Ergebnis war er begeistert, denn er hatte sich nicht vorstellen können, wie eine Rekonstruktion der Brust aussieht.

Was jetzt noch fehlt, sind die Brustwarzen, aber darüber habe ich schon mit meinem Arzt gesprochen, und die werde ich mir in nächster Zukunft tätowieren lassen. Dann ist für mich das Thema Brustkrebs abgeschlossen.

Ich weiß, daß ich die richtige Entscheidung getroffen habe

Über meine Anfälligkeit für Krebs machte ich mir das erste Mal Gedanken, als mein Opa an Krebs starb. Als dann auch noch meine Oma daran starb, wuchs meine Besorgnis. Ich glaube, egal, was man für ein Optimist ist, man beschäftigt sich damit und bekommt Angst. Das war einer der Gründe, warum ich unbedingt wollte, daß man mir die gesunde Brust entfernt.

Ich würde trotz allem bei meiner Tochter keinen Gen-Test machen lassen. Ich werde darauf achten, daß sie regelmäßig zur Früherkennung geht, das ist ja selbstverständlich, aber mehr

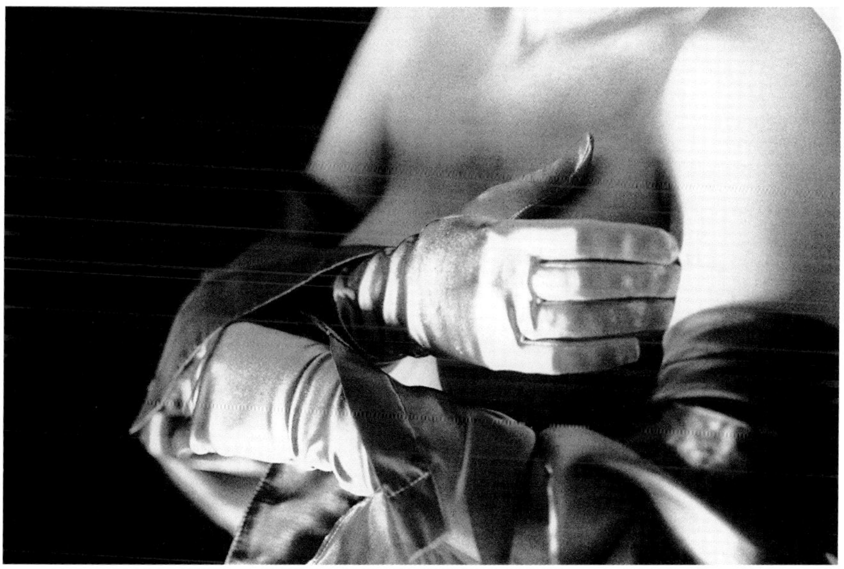

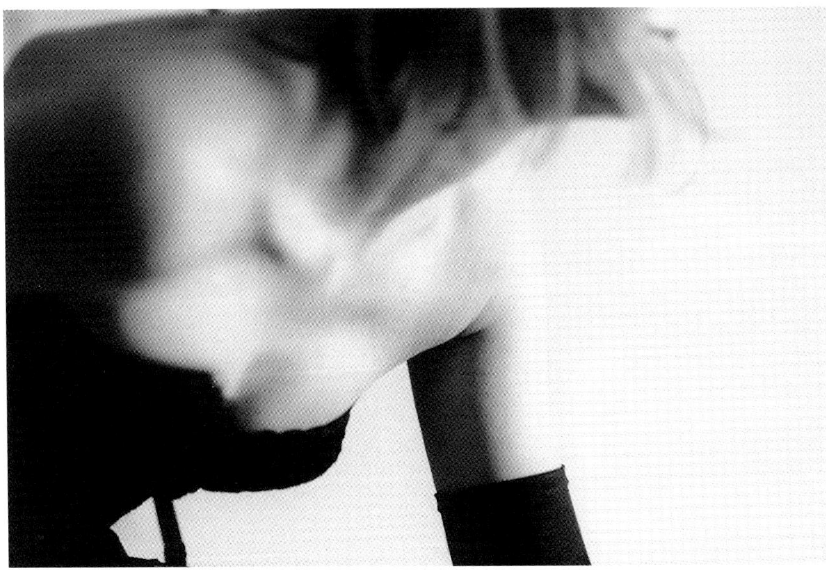

auch nicht. Auch wenn dieses Gen in einem vorhanden ist, es muß ja nicht ausbrechen. Man macht sich doch nur verrückt damit. Natürlich würde ich auf einem Test bestehen, wenn dadurch verhindert werden könnte, daß meine Tochter an Krebs erkrankt. Aber soweit ist die Medizin noch nicht und aus diesem Grund muß eine regelmäßige Vorsorge ausreichen.

Unser Leben hat sich eigentlich nicht verändert. Wir haben uns nicht getrennt von Freunden oder Freunde von uns. Im Gegenteil, ich habe gemerkt, daß sich entferntere Bekannte, von denen ich es gar nicht erwartet hätte, Gedanken darüber gemacht haben, wie es mir geht. Auch auf Feiern und Veranstaltungen bin ich kein Gesprächsthema. Ich werde gefragt, wie es mir geht, weil jemand von meiner Krankheit gehört hat, aber das war es auch schon. Das finde ich schön. Ich bin Sandra und nicht die, die Brustkrebs hatte.

Wie wichtig Vorsorge auch bei jungen Frau ist, sieht man an mir. Meine Mutter hat sich auch sofort untersuchen lassen. Ich lag noch im Krankenhaus, da ist sie zur Mammographie gegangen. Die Ärztin sagte ihr, sie könne auch einen Gen-Test machen. Aber das wollte meine Mutter nicht. Sie will sich nicht den Rest ihres Lebens verrückt machen. Wenn sie wüßte, sie hätte dieses Gen, dann hätte sie keine ruhige Minute mehr. Auch eine meiner Freundinnen hat sich sofort untersuchen lassen. Andererseits weiß ich von anderen, die die hohen Kosten scheuen. Ich begreife nicht, warum nicht jede Frau das Recht auf kostenlose Vorsorgeuntersuchungen hat.

„Ich hoffe, ich konnte Sandra helfen, denn sie ist so normal mit der Krankheit umgegangen, ganz tapfer und stark."

Volker S., 32 Jahre,
Sandras Ehemann

Ich muß erstmal allein sein

Als Sandra von der Mammographie nach Hause kam und mir erzählte, daß der Arzt etwas auf den Bildern gesehen hätte, sie sich aber überhaupt keine Sorgen machen müßte, denn es würde sich um Kalkablagerungen handeln, hat keiner von uns beiden überhaupt an Krebs gedacht. Der Arzt hatte aber auch gemeint, es sei besser, wenn Sandra sich diese Kalkablagerungen entfernen ließe. Er bezeichnete das als reine Routine, nichts Aufregendes. Rein ins Krankenhaus und gleich wieder raus. So hatten wir es uns vorgestellt.

Ich saß nach der Operation bei Sandra am Bett, als die Ärztin kam und uns erklärte, was passiert war. Meine Gefühle und Gedanken in diesem Moment kann ich überhaupt nicht beschreiben. Krebs und Tod waren für mich in diesem Augenblick ganz dicht beisammen. Ich mußte raus aus dem Zimmer. Ich suchte einen Arzt, der mir alles genau erklären sollte. Ich wollte wissen, wieso sich alle geirrt haben. Die Ärzte waren selbst von dem Ergebnis überrascht. Niemand hatte mit diesem Ausgang gerechnet und schon gar nicht damit, daß sie Sandra auch noch eine Brust abnehmen müssen. Dann folgte der Teil, der für mich persönlich am schlimmsten war. Der Arzt teilte mir mit, daß man noch drei Tage auf den genauen Befund warten müsse. Erst dann könnte man ganz sicher sein, ob alles entfernt sei, oder ob Sandra noch einmal operiert werden müsse.

Nach diesem Gespräch konnte ich nicht wieder zurück zu Sandra. Ich mußte erstmal allein sein. Ich mußte mir bewußt machen, daß der Tod auf einmal ganz nah an uns herangekommen ist. Auch wenn es Außenstehenden vielleicht merkwürdig erscheinen mag: Das Warten auf das ganz präzise Ergebnis war für mich persönlich am schwersten.

Alle Entscheidungen überlasse ich meiner Frau

Alle Entscheidungen, die zu treffen waren, habe ich Sandra überlassen. Ich sagte ihr, sie solle sich entscheiden und ich sage anschließend meine Meinung dazu. Ich wollte nicht, daß meine Frau etwas macht, nur weil sie meint, ich möchte es so. In allen Fällen hätte ich mich aber genauso entschieden wie Sandra. Auch als sie mir sagte, daß sie sich die gesunde Brust entfernen lassen möchte, hatte sie meine volle Zustimmung. Ärzte versuchten, ihr diese Operation auszureden, aber ich weiß, daß Sandra für sich die richtige Entscheidung getroffen hat. Sie hätte andernfalls immer nur befürchtet, daß sich wieder Krebs in ihrer Brust entwickelt. Für Sandra und mich hat es sich nur um die Brust gehandelt, die entfernt werden mußte. Wichtig für mich war und ist, daß Sandra lebt und es ihr gutgeht.

Als Sandra die Brust entfernt worden ist, habe ich versucht, ganz locker damit umzugehen. Sie fragte, ob ich mir die Wunde anschauen möchte. Natürlich wollte ich wissen, wie es aussieht. Ich wollte es aber nicht Sandra zuliebe tun, sondern ich wollte es wirklich sehen. Sie sollte nie das Gefühl haben, sie müßte sich vor mir verstecken. Ich habe versucht, mich in der ganzen Zeit möglichst normal zu verhalten, denn Sandra ist damit so normal umgegangen, ganz tapfer und stark. Ob das nur nach außen so schien, weiß ich natürlich nicht. Aber ich hoffe, daß ich ihr mit meinem Verhalten helfen konnte. Ich konnte mir überhaupt nicht vorstellen, wie die Brust nach der Rekonstruktion aussehen wird. Ich hatte es mir eigentlich auch ganz anders vorgestellt, ich glaubte, es gibt nur eine Narbe quer über die Brust. Aber in Wahrheit sieht es aus wie ein kleines Dreieck.

Ich kann mir nicht vorstellen, wie es aussieht

Menschen, mit denen man nicht so eng befreundet ist, hören, was mit Sandra passiert ist und sind betroffen, wissen aber nicht, wie sie mit der Situation umgehen sollen. Bei Freunden, die uns sehr nahestehen, schnitt ich manchmal von mir aus das Thema an. Aber nur flüchtig. Ich wollte niemanden mit meinen Gefühlen belasten. Negatives versucht man zu verdrängen und so spricht man nur über positive Dinge. Das Bedürfnis, darüber zu sprechen, hatte ich eigentlich nur bei ganz wenigen Freunden. Da habe ich aber auch nicht von mir aus angefangen darüber zu sprechen, sondern äußerte mich erst dann, wenn ich direkt darauf angesprochen wurde. Wenn jemand fragte, wo Sandra ist, dann habe ich geantwortet. Die meisten konnten damit nicht umgehen: Ich sah ihnen an, daß sie dachten, meine Frau liege im Sterben. Wenn ich ihnen erzählte, daß es ihr gut geht und sie bald wieder nach Hause kommt, spürte man eine gewisse Erleichterung, aber der Zweifel stand ihnen immer noch im Gesicht geschrieben.

Ich will niemanden mit meinen Gefühlen belasten

Über das Thema Brustkrebs reden Sandra und ich nicht. Ich bin nicht der Meinung, daß wir es verdrängen. Es wird immer zu unserem Leben gehören. Es gibt immer Situationen, die man meistern muß und für uns war das so eine Situation. Wir haben sie gemeinsam bewältigt und jetzt geht das Leben ganz normal weiter. Es gibt keinen Grund, unser Leben umzustellen. Es kommt mir so vor, als würden Zeitungsartikel oder Fernsehberichte über Brustkrebs immer zahlreicher. Ich glaube, das liegt daran, daß ich das Thema jetzt bewußter wahrnehme, weil wir davon betroffen sind.

Wichtig ist nur, daß Sandra lebt

Medizinische Aspekte

Anleitung zur richtigen Selbstuntersuchung

Ich habe verschiedene Tips und Ratschläge zur Selbstuntersuchung ausprobiert. Am verständlichsten für mich persönlich war die Anleitung, die ich unter der Internet-Adresse www.brustkrebs-berlin.de von Dr. med. Hans-Joachim Koubenec gefunden habe. Es ist eine Anleitung für Frauen, die sich damit vorher noch nie beschäftigt haben. Meine Frauenärztin hat mir nie gezeigt, wie man sich selbst die Brust abtastet. Bis zu meiner Arbeit an diesem Buch habe ich es wahrscheinlich so gemacht wie die meisten von Ihnen: mein Abtasten bestand im morgendlichen Eincremen. Mit diesen oder anderen Hinweisen zur Selbstuntersuchung tasten Sie Ihre Brust intensiver und genauer ab. Dies dient also Ihrer eigenen Sicherheit (etwa 78 Prozent aller Knoten werden von den Frauen selbst durch Ertasten entdeckt). Das Abtasten ersetzt jedoch nicht die regelmäßigen Vorsorgeuntersuchungen.

1. Stellen Sie sich bei guter Beleuchtung vor einen Spiegel und betrachten Sie Ihre Brust bei locker herabhängenden Armen. Nehmen Sie sich Zeit und achten Sie auf Veränderungen der Brustwarzen (zum Beispiel Einziehungen), der Brustgröße, der Form der Brüste. Hat die Brusthaut sich verändert? Achten Sie auf Einziehungen der Haut, Vorwölbungen, Rötungen oder Bildung einer sogenannten Orangenhaut mit sichtbaren Poren.

2. Wiederholen Sie das Ganze mit erhobenen Armen. Heben Sie die Arme mehrmals ganz langsam an, achten Sie vor allem auf die Brustwarzen, ziehen sie sich nach innen? Das ist aber nur von Bedeutung, wenn die Warzen sich ungleichmäßig einziehen. Zieht die Haut sich an anderer Stelle ein? Kontrollieren Sie auch den Unterrand der Brust, die sogenannte Umschlagfalte.

3. Tasten Sie zunächst im Stehen. Tasten Sie mit flach aufliegender Hand, die Finger gegeneinander bewegend (wie beim Klavierspielen) systematisch die ganze Brust ab. Teilen Sie gedanklich die Brust durch eine senkrechte und eine waagerechte Linie in vier Kreissegmente (Tortenviertel) und untersuchen Sie die Segmente (Fachausdruck: Quadranten) nacheinander. Unterstreichen Sie jeweils mit der gegenüberliegenden Hand.

Beginnen Sie jeweils oben außen und untersuchen Sie einen Quadranten nach dem anderen. Am besten beginnen Sie mit dem Tasten am Unterrand des jeweiligen Quadranten. Oben außen ist die Brust meist dichter und knotiger als in den anderen Bereichen.

Besonders jüngere Frauen haben knotige Brüste, aber die allermeisten Knoten sind gutartig. Nicht die Knoten an sich sind das Problem, sondern deren Veränderungen. Prägen Sie sich deshalb den Tastbefund Ihrer Brust gut ein.

4. Es folgt die Untersuchung der Achselhöhlen im Stehen. Heben Sie zunächst den Arm bis zur Hälfte an, legen Sie drei Finger der gegenüberliegenden Hand hoch in die Achselhöhle und lassen dann den Arm ganz locker hängen. Tasten Sie vorne und hinten und vor allem oben gegen die Wand des Brustkorbes und achten Sie auf derbe Knoten. Tastbare Lymphknoten sind nichts Besonderes. Auffällig sind Knoten, die größer als ein Zentimeter sind, ungleiche Befunde auf beiden Seiten und vor allem neue Knoten. Es gibt viele Ursachen für vergrößerte Lymphknoten, die meisten Veränderungen sind harmlos.

Wenn Sie auffällige Knoten tasten, zeigen Sie sie Ihrem Hausarzt. Es kommt sehr selten vor, daß sich der Brustkrebs zuerst über der Achselhöhle zeigt, ohne daß sich in der Brust ein Knoten findet und die Mammographie unauffällig ist. Seien Sie also nicht beunruhigt über jeden tastbaren Lymphknoten.

5. Wiederholen Sie die Übungen im Liegen. Besonders die unteren Partien der Brust lassen sich liegend oft besser untersuchen.

6. Wiederholen Sie die Untersuchung der Achselhöhlen ebenfalls im Liegen. Zuerst den Arm abspreizen, die Finger einlegen, dann den Arm an den Körper anlegen und gegen den Brustkorb tasten.

7. Führen Sie diese Selbstuntersuchung alle 2-3 Monate durch. Bei kürzeren Abständen würden Ihnen eventuell entsprechend geringer ausfallende Veränderungen entgehen, denn je kleiner eine bösartige Veränderung ist, desto länger dauert es, bis sie erkennbar/fühlbar größer geworden ist.

Brustkrebs – Früherkennung aus medizinischer Sicht

Psyche und Frühdiagnostik

Täglich werden Frauen von den Medien mit Informationen über Brustkrebs überhäuft. In vielen Fällen verbindet sich die Nachricht über einen besonderen „Durchbruch" in der Therapie mit eigenen Berührungen durch diese Erkrankung innerhalb der Familie oder zumindest in Freundschaften, Bekanntschaften oder Beruf.

Der eine Teil der Frauen wird sich innerlich abschotten und dieses Thema zu verdrängen suchen, der andere wird optimistisch in die Zukunft blicken und gedanklich jedes einschlägige Risiko für sich selbst verneinen. Und noch wieder andere Frauen wissen zwar, daß auch sie vom Brustkrebs befallen werden könnten, verschieben aber aus Angst vor der Erkrankung beziehungsweise vor deren Folgen eine entsprechende spezielle Diagnostik immer wieder, zum Teil über Jahre.

Nur ein relativ kleiner Prozentsatz von Frauen weiß einerseits von der Gefahr, die die Krankheit für sie bedeuten könnte, aber auch vom Schutz, der von einer rechtzeitigen Diagnostik ausgeht. Aus diesem Grund nehmen sie die hierfür angebotenen Möglichkeiten der Medizin in ausreichendem Maße wahr.

„Kopf in den Sand" oder früh erkannt

Würde man Krankheit so definieren, daß sie erst eintritt, wenn man sie bemerkt, so müßte man, um sich möglichst lange für gesund halten zu können, eine entsprechende Diagnostik so weit wie möglich hinausschieben und Symptome ebenso lange verdrängen oder verharmlosen.

Ernsthaft nachvollziehen vermag diese Logik eigentlich niemand; trotzdem verhalten sich täglich Tausende von Frauen nach diesem Muster. Sie wiegen sich in der trügerischen Sicherheit, daß sie sich vorerst keine, schon gar keine existentiellen, Gedanken um ihre Gesundheit zu machen brauchen. Andererseits, wenn sie nach der vorangegangenen Sorglosigkeit dann tatsächlich krank werden, Symptome fühlen oder Tastbefunde nicht mehr verleugnen können, hat gerade beim Brustkrebs ein viel schwieriger medizinisch zu kontrollierendes Krankheitsstadium begonnen. Die Vogel-Strauß-Politik kommt also wie ein Bumerang auf sie zurück. Männer verhalten sich übrigens nach dieser Vogel-Strauß-Politik mindestens ebenso konsequent. Und auch Ärztinnen und Ärzte.

Zu relativieren ist der Begriff „Vorsorgeuntersuchung", bestehend aus Abtasten, Mammographie und Ultraschall, als könne man den Brustkrebs dadurch vorsorglich verhindern. Während spezielle Schutzeinrichtungen (Atemmasken, Schutzkleidung etc.) zum Beispiel bei berufsbedingt erhöhten Krebserkrankungsrisiken die Erkrankung selbst verhindern können, gibt es gegen Brustkrebs bisher keine Schutzmöglichkeiten. Krebsvorsorgeuntersuchungen können nur die Gefahren der schon eingetretenen, jedoch in einem echten Frühstadium oder zumindest frühen Krankheitsstadium erkennbaren Krebserkrankung mindern und die Folgen erträglich machen. Sie sind damit Untersuchungen zur Früherkennung, das heißt zur Krankheitserkennung in einem sehr frühen, heilbaren Erkrankungsstadium und tragen Vorsorge im eigentlichen Sinne nur dafür, daß auch eine eigentlich existentiell bedrohende Erkrankung geheilt werden kann.

Methoden zur Mammadiagnostik

Palpation
Abtasten

Beim Abtasten, das eigentlich zu jeder Mammographie dazugehört, versucht der Untersucher oder die Patientin selbst, fühlbare Knoten im ansonsten von der Konsistenz her weicheren Drüsenkörper zu bemerken beziehungsweise auszuschließen. Das Untersuchungsverfahren ist relativ ungenau, da der Drüsenkörper insgesamt schon sehr weich sein muß, um auch kleine verdächtige Resistenzen erfassen zu können. Außerdem fühlt sich der Drüsenkörper bei vielen Frauen von vornherein schon so an, als sei er aus unzähligen kleinen oder größeren Knoten zusammengesetzt, so daß es ein vergebliches Unterfangen ist, darin einen weiteren, verdächtig neu aufgetretenen zu ertasten. Frauen mit einem solchen Drüsenkörper leiden unter einer sogenannten Mastopathie.

Zusätzlich wird bei der Palpation darauf geachtet, ob Lymphknoten in den Achselhöhlen vergrößert tastbar sind. Dies ist bei einer Eigenuntersuchung noch schwieriger zu erfühlen. Wenn tatsächlich ein „neuer Knoten" ertastet wird, bedeutet das in der Regel noch keinesfalls eine Krebsdiagnose. Auch Zysten, Gewebswasser enthaltende Flüssigkeitsansammlungen, lassen sich bisweilen wegen ihrer oft sehr harten Zystenwandung wie ein derber Tumor tasten und sind dann trotzdem in den allermeisten Fällen völlig harmlos, wenn auch lästig oder gar schmerzhaft. Sie lassen sich gut unter Ultraschallkontrolle abpunktieren – ein praktisch schmerzfreies Verfahren – und laufen in vielen Fällen anschließend gar nicht mehr voll.

Hat der Untersucher die Zyste anschließend per Kanüle mit Luft aufgefüllt, schließt sich daran eine seitliche mammographische Aufnahme an, um erkennen zu können, ob die gesamte Zyste aufgefüllt ist, oder ob nur zum Teil, weil möglicherweise ebenfalls so erkennbar, die Luft nur in die umgebenden Weichteile insuffliert wurde. Das läßt sich mit der Ultraschallmethode nämlich weitaus weniger genau feststellen.

Sollte sich aber tatsächlich ein verdächtiger Knoten als bösartig herausstellen, so fällt dabei oft die Diskrepanz auf, die zwischen der Größe des Tastbefundes und seiner tatsächlichen Größe in der Mammographie oder im Ultraschall liegt. Der Tastbefund wirkt fast regelmäßig größer als der tatsächlich gemessene.

Mammographie Die Mammographie ist die zur Zeit am häufigsten eingesetzte bildgebende Methode bei der Screeningdiagnostik, das heißt bei der Früherkennung zu einem Zeitpunkt, an dem ansonsten nichts auf das Vorliegen eines Brustkrebses hinweist. Sie ist ein röntgendiagnostisches Verfahren mit einem speziell dafür entwickelten Gerät, das mit sehr weicher Strahlung, also mit relativ energiearmen Strahlen, den Drüsenkörper beurteilen läßt.

Trotz gewisser, allerdings eher vordergründiger Nachteile hat sich zwischenzeitlich bei der Mammographie eine Aufnahmetechnik mit zwei Bildern auf jeder Seite, einer horizontalen und einer schrägen Abbildung durchgesetzt, im Gegensatz zu früheren Zeiten mit einer horizontalen und einer vertikalen Abbildung. Um Mißverständnissen vorzubeugen: die horizontale Abbildung bedeutet einen vertikalen beziehungsweise kraniokaudalen Strahlengang, und die frühere vertikale Abbildung wurde durch eine horizontale beziehungsweise laterale „Durchstrahlung" der Brust ermöglicht.

Der vordergründige Nachteil in der Schrägaufnahme liegt darin, daß der mammographische Untersucher Befunde nicht mehr so wie früher – betrachtet man die Brust von vorn als Zifferblatt – einer Uhrzeit zuordnen kann, um sie reproduzierbar lokalisieren zu können. Der echte und unverzichtbare Vorteil ist dagegen die Möglichkeit, auch weiter in Richtung Achselhöhle gelegene Brustdrüsenanteile abzubilden, auf deren Beurteilung man sonst verzichten müßte. Nicht selten lagen genau dort Karzinome, die dann trotz Mammographie viel zu spät erkannt wurden.

Zwar ist es besonders wichtig, daß zum Befundvergleich aus früheren Zeiten gleichermaßen erzeugte Voraufnahmen vorliegen, dies sollte jedoch nicht Anlaß dazu geben, statt der neueren Schrägaufnahmetechnik wieder die alte seitliche zu verwenden. Die Untersuchung kann wegen des Zusammendrückens des Drüsenkörpers zwischen zwei durchsichtigen Plexiglasplatten etwas unangenehm sein, ist jedoch nur in Ausnahmefällen wirklich schmerzhaft.

Digitale Mammographie

Bei dieser Methode wird in der Röntgen„film"kassette auf Filme primär verzichtet. Stattdessen bedient sich der Untersucher wie bei der digitalen Röntgendiagnostik röntgensensibler wiederverwendbarer Folien, die das Untersuchungsergebnis in sich speichern, von einer Auswerteeinheit „ausgelesen" werden und anschließend zur nächsten „Aufnahme" bereitstehen. Eine Originalaufnahme wie früher gibt es dabei nicht, sondern nur eine elektronisch gespeicherte digitale „Originalinformation", die jederzeit abrufbar auch als fotographischer Film ausgedruckt werden kann. Das Untersuchungsergebnis läßt sich zuvor auf hochauflösenden Fernsehmonitoren bearbeiten. Dabei können Mikrokalzifizierungen fast beliebig vergrößert dargestellt werden und auch Veränderungen an Kontrast und Helligkeit sind problemlos einzustellen.

Leicht fehlbelichtete Aufnahmen müssen nicht wiederholt werden und der Informationsgewinn gegenüber herkömmlichen Aufnahmen ist beträchtlich. Leider erfüllt diese Technik eine bestimmte (eher theoretische) Qualitätsvorgabe (noch) nicht, so daß ein solches Gerät nur mit Sonderzulassung abgerechnet werden kann. Es ist zu hoffen, daß auch diese Vorgabe (Anzahl der horizontalen Abbildungszeilen pro Millimeter) in Kürze von der Industrie erfüllt werden kann, da diese Untersuchung eine kleine Revolution für die Mammographie bedeutet: gleichbleibend deutlich höhere Untersuchungsqualität, verbunden mit geringerer Strahlenbelastung, die schon einmal mit Einführung der heute vorgeschriebenen sogenannten „Rastermammographie" in den 80er Jahren drastisch gesenkt werden konnte.

(Mamma-)Sonographie
Ultraschallmethode

Diese Untersuchungsmethode bildet mit Schallwellen, also gänzlich ohne Röntgenstrahlen und damit auch völlig ungefährlich, immer nur eine dünne Schicht des Drüsenkörpers ab. Der Untersucher schwenkt entweder durch Kippung der Schallsonde die Abbildungsebene durch den Drüsenkörper oder verlagert sie durch das komplette Drüsengewebe hindurch, indem er die Sonde auf der Haut verschiebt, mit oder ohne gleichzeitige Kippung. Auffällige Befunde werden dabei vom Arzt dokumentiert.

Theoretisch könnte der gesamte Untersuchungsgang auch auf Videoband aufgezeichnet werden, was jedoch zu aufwendig ist und Archivierungsprobleme mit sich brächte.

Im übrigen ist die Untersuchung für die Patientinnen in keiner Weise belastend und kann jederzeit gefahrlos wiederholt werden, zumal die maximale Stärke der Ultraschallwellen gesetzlich geregelt ist, und diese Vorschriften schon von den Herstellern bei der Gerätekonstruktion berücksichtigt werden. Auch die Kassenärztlichen Vereinigungen lassen sich Herstellerinformationen zur Gerätequalität von den Ärzten erbringen, bevor diese mit den Geräten Untersuchungen abrechnen dürfen. Zu diesen Qualitätsmerkmalen der Geräte gehören eine Mindestabbildungsgröße und ein Mindestauflösungsvermögen.

Magnetresonanztomographie (MRT) der Brust
Kernspintomographie

Die Kosten für diese Untersuchung werden zur Zeit nur von Privatkassen anstandslos übernommen. Von den gesetzlichen Kostenträgern muß sich jede Patientin zuvor eine Kostenübernahmeerklärung einholen, um die Untersuchung nicht selbst zahlen zu müssen.

Das Verhalten gesetzlicher Krankenkassen gegenüber solchen Anträgen auf MRT-Kostenübernahme, die meist der zuvor mammographierende Kollege stellt, ist höchst unterschiedlich und nicht vorhersehbar. Zumindest muß der Antrag sorgfältig begründet sein. Nur bei wenigen Untersuchungsindikationen gilt der Wert der Mamma-MRT als prinzipiell gesichert. Eine MRT-Untersuchung ohne vorausgegangene Mammographie und Ultraschall ist obsolet, es sei denn, eine Mammographie wäre nutzlos wie zum Beispiel nach Expanderimplantationen.

Die Methode selbst sollte nur mit hochauflösenden Geräten durchgeführt werden. Sie bildet beide Brüste gleichzeitig ab, jedoch wie beim Ultraschall in dünnen Schichten. Es werden aber im Gegensatz zur Sonographie unbewegte Bilder erzeugt. Für eine der Untersuchungsserien wird intravenös ein gut verträgliches, jodfreies Kontrastmittel gespritzt. Aus der Art der Kontrastmittelanreicherung in Befunden können Rückschlüsse in Bezug auf die Gut- oder Bösartigkeit gezogen werden. Die Meinung von Fachleuten dazu ist keinesfalls einhellig. Eine durch viele Untersuchungen erworbene Routine, verbunden mit einer gewissen kritischen Distanz zur Aussagekraft der Bilder, ist für die sinnvolle Anwendung der Brust-MRT Voraussetzung.

Als belastend wird bei dieser Untersuchung das etwa viertel- bis halbstündige Liegen in der engen Röhre des Gerätes empfunden; Untersuchungen mit einem sogenannten „offenen

MRT" sind jedoch keine Alternative, da dieses Gerät im speziellen Fall der Brust Bilder mit einem heute noch zu geringen Auflösungsvermögen erzeugt und damit gerade sehr kleine Befunde gar nicht oder zu schlecht beurteilbar abbildet.

Thermographie

Diese Untersuchung ist seit Jahren keine gängige Methode mehr, um wegen ihrer angeblichen Darstellungsmöglichkeit krankhafter Tumorgefäßbilder als Ergänzung zur Mammographie bei der Karzinomdiagnostik eingesetzt zu werden. Ihr Ortsauflösungsvermögen ist einfach zu gering; ebenso ihre Aussagekraft insgesamt, sieht man von ihrem Beurteilungsvermögen gut durchbluteter entzündlicher Vorgänge im Drüsenkörper einmal ab.

Mammadiagnostik nach plastischen Operationen mit Einlage von Gewebeexpandern

Ob Brustvergrößerung oder plastischer Wiederaufbau nach Karzinom-Operation, jede dieser Möglichkeiten, bei denen versucht wird, Brustdrüsengewebe durch künstliche „Gewebe" zu ersetzen, verschlechtert die mammographischen Abbildungsbedingungen im Vergleich mit dem Zustand vor Operation. Dabei spielt es im Gegensatz zu den vollmundigen Versprechungen der Hersteller eine eher untergeordnete Rolle, ob das Aufbaukissen Silikon, Kochsalzlösung oder ein angeblich besonders strahlendurchlässiges Gel enthält. Eher ist die Größe beziehungsweise Dicke des Kissens von Bedeutung und dabei die Breite des verbliebenen darübergelegenen gut beurteilbaren Normalgewebsrandes.

Das Kissen selbst wirkt in der Mammographie wie eine homogene Verschattung, ähnlich einer überdimensional großen Zyste. Kleine Parenchymstrukturen, die vielleicht für eine frühzeitige Diagnostik wichtig zu erkennen wären, können vor einem solchen Hintergrund nicht mehr von ihrer Umgebung differenziert werden. Auch Mikrokalk ist davor viel schwieriger zu entdecken.

Da jedoch darüberhinaus auch mammographisch bei jeder Patientin unterschiedlich viel Drüsengewebe beurteilbar bleibt, muß anhand einer Art „Basismammographie nach plastischer Operation" erst einmal festgestellt werden, ob sich zukünftig Mammographien trotz der Einschränkungen noch diagnostisch rentieren, oder inwieweit sie zukünftig im Einzelfall durch Ultraschalluntersuchungen ergänzt oder völlig ersetzt werden müssen.

Ultraschalluntersuchungen haben mit Brustdrüsenexpandern kein Problem. Für den Ultraschall ist das Kissenmaterial gut durchlässig. Mit dieser Diagnostik kann man sogar Kissenleckagen entdecken – besonders wichtig für Patientinnen mit Silikonkissen aufgrund der Reizungen, die Silikon direkt im Gewebe verursacht, wenn die Kissenwandung porös ist oder gar platzt.

Als zusätzliche Untersuchungsmöglichkeit bei Beschwerden, Tastbefunden oder fraglichen Befunden in der Sonographie kommt die Magnetresonanztomographie infrage, die nach dem Einsetzen von Brustdrüsenimplantaten gute diagnostische Ergebnisse erzielt. Für die gesetzlichen Krankenkassen liegt bei geeigneter Indikationsstellung durch den behandelnden Arzt oder Radiologen nach dem Einsetzen von Implantaten einer der wenigen Spezialfälle vor, die von ihnen im Normalfalle abgelehnte Übernahme der hohen Untersuchungskosten zu bejahen. Als Routinemaßnahme im Sinne einer Screeningdiagnostik kommt die Kernspintomographie jedoch auch dann nicht in Betracht.

„Warum zur Mammographie? Das bringt ja doch nichts!"

Genauso wie Menschen ihren Nikotinmißbrauch damit rechtfertigen, daß sie Leute kennen, die damit über neunzig Jahre alt geworden sind, begründen einige Frauen ihre mangelnde Bereitschaft zur Vorsorge mit den vergeblichen Bemühungen anderer Frauen aus Bekanntschaft oder Verwandtschaft, die „immer regelmäßig zur Vorsorge gegangen sind, und es hat ihnen überhaupt nichts genützt".

Wenn Ärzte, insbesondere Diagnostiker oder Tumortherapeuten, ehrlich sind, so kennen sie tatsächlich eine Anzahl trauriger Fälle, die einerseits zeigen, daß auch Mediziner nicht unfehlbar sind und andererseits offenlegen, daß in einigen wenigen Fällen die angewandte Technik zur Tumordarstellung nicht ausgereicht hat. Das letztgenannte Risiko läßt sich heute allerdings unter sinnvoller Ausschöpfung aller bekannten diagnostischen Möglichkeiten im Gegensatz zur geforderten ärztlichen Unfehlbarkeit weitgehend minimieren.

Noch ein Wort zu den „vom Vordiagnostiker übersehenen Mammakarzinomen": Gerade bei der Mammographie läßt sich ein neu diagnostizierter Tumor, wenn man ihn aufgrund seiner Größe eindeutig erkennen kann, vom Neunmalklugen im Nachhinein auf Voraufnahmen wiederfinden – aber eben nur im Nachhinein...

Umso mehr muß deshalb betont werden, daß Diagnostiker oder Tumortherapeuten eine viel größere Anzahl von Frauen kennen, deren Brustkrebserkrankung so frühzeitig mit bildgebenden Verfahren erkannt wurde, daß nach entsprechenden therapeutischen Maßnahmen – sogar unter Beibehaltung des äußeren Aussehens – weder ein Tumorrezidiv noch Metastasen auftraten.

Früherkennung und die öffentlichen Medien

Daß auch die öffentlichen Medien an der mangelhaften Wahrnehmung dieser so wichtigen Früherkennungsdiagnostik nicht ganz unschuldig sind, sei hier einmal mit aller Deutlichkeit erwähnt.

Natürlich bringt eine Sendung, die reißerisch über die Mammographie mit ihrer Röntgenstrahlenbelastung als angebliche Ursache von Brustkrebs berichtet, mehr Zuschauer ans Fernsehgerät als eine, die sich darüber empört, daß zur Zeit nur noch Privatpatientinnen Vorsorgemammographien ohne Griff in das eigene Portemonnaie erlaubt sind.

Man muß es einfach immer wieder auf den Punkt bringen: Zu spät erkannter Brustkrebs bedeutet für jede betroffene Frau schon subjektiv ein „Todesurteil". Versäumnisse bei der Diagnostik können tatsächlich tödlich enden, und wer Versäumnisse bei der Früherkennung des Brustkrebses öffentlich unterstützt, indem er die Mammographie, eine wesentliche Säule der Brustkrebsfrüherkennung, als gefährlich verunglimpft, handelt fahrlässig.

Röntgendiagnostisch tätige Ärzte besitzen sicherlich ein hochdifferenziertes Urteil gegenüber den Gefährdungspotentialen durch die allgemeine Strahlenbelastung aus Industrie und Medizin und sind dieser Gefährdung gegenüber bestimmt nicht unkritisch eingestellt. In der Kenntnis der Nutzen-/Risikorelation von röntgenologischen Früherkennungsmöglichkeiten, insbesondere des Brustkrebses, erscheinen dem kritischen Röntgenologen Hochrechnungen, wie viele Krebstote jährlich durch röntgendiagnostische Untersuchungen verursacht würden, als unsinnig.

Welche Gefahren gehen tatsächlich von der Mammographie aus?

Die Gefahr ist, kurz gesagt, ein unkritischer, zu häufiger Einsatz, zusammen mit einer Überbewertung des diagnostischen Potentials der Untersuchungsmethode selbst. Gefahren gehen damit – etwas provokant formuliert – mehr vom Untersucher als von der Methode aus.

Zur Häufigkeit der Untersuchung

Die „routinemäßige Mammographie" alle zwei Jahre über mehrere Jahrzehnte hinweg ohne Berücksichtigung des persönlichen Tumorrisikos der Frau bedeutet tatsächlich ein

Risiko insofern als aus der Röntgenstrahlen-Belastung wie aus jeder unnötigen Strahlenbelastung ein vermeidbares und sich von Untersuchung zu Untersuchung steigerndes Krebsrisiko – hier insbesondere für Brustkrebs – erwächst: Dabei dürfte allerdings niemand für die einzelne Patientin die Höhe des Risikos tatsächlich aussagekräftig genügend korrekt abschätzen können.

Wenn das allgemeine Erkrankungsrisiko für Brustkrebs bei Frauen mit etwa 1:15 recht hoch ist, und eine Früherkennung beziehungsweise frühe Erkennung ohne Mammographie zum Beispiel allein per Mammasonographie eher noch die Ausnahme bleibt, dann führt an der Mammographie auch zukünftig nichts vorbei.

Natürlich wäre es reichlich makaber, wenn andererseits ein Teil der durch sie erkannten Tumore durch sie selbst verursacht werden würde. Es ist jedoch davon auszugehen, daß – falls überhaupt – tatsächlich eine nur verschwindend geringe Anzahl von Brustkrebsfällen von der Mammographie selbst verursacht wird. Die Anzahl ist so gering, daß der Versuch einer zahlenmäßigen Risikoangabe kaum gelingen dürfte. Und das auch nur, wenn dabei körpereigene biologische Reparaturmechanismen für kleinste krebserregende Strahlenschäden innerhalb betroffener Körperzellen an DNS-Molekülen unberücksichtigt bleiben.

Allgemeine Risikoberechnungen für Krebserkrankungen in der Bevölkerung aufgrund von Röntgenuntersuchungen werden folgendermaßen erhoben:

Bei Unfallopfern in der Atomindustrie oder bei Überlebenden der zwei Atombombenexplosionen in Japan im Zweiten Weltkrieg ließen sich bestimmte Strahlendosen für die betroffenen Menschen recht sicher mit Risiken, an soliden Krebstumoren oder an Leukämie zu erkranken, korrelieren.
Aus diesen Berechnungen, deren Richtigkeit sich anhand der hohen Strahlendosen, der großen Anzahl von Strahlenopfern und deren späteren Krebserkrankungen untermauern läßt, wird dann entsprechend für jede andere (auch um noch so viel geringere) Strahlendosis die daraus resultierende Anzahl von Krebserkrankungen quasi im Dreisatz bestimmt, beziehungsweise hochgerechnet. Daß diese Häufigkeitsberechnung für sehr kleine Strahlendosen ebenso zuverlässig gilt, beziehungsweise mit der Wirklichkeit übereinstimmt, läßt sich nicht genau nachweisen, sondern allenfalls postulieren.

Um aber zum Beispiel Personal in sogenannten Strahlenschutz-Kontrollbereichen weitestgehend vor Strahlung zu schützen und jedes erdenkliche (errechnete) Krebsrisiko zu minimieren, geht der Gesetzgeber vorsorglich davon aus, daß auch das geringste Quentchen an Strahlendosis krebserregend sein kann. Dies ist aus Strahlenschutzgründen sicherlich sinnvoll, doch keineswegs auf das Risiko einzelner Röntgenuntersuchungen einwandfrei zu übertragen. Somit bedeutet jede Röntgenaufnahme – aus Gründen der Vorsicht bzw. Prophylaxe – ein Minimalrisiko und sogar eine individuell unterschiedliche Risikoerhöhung, je nach individueller Reparaturfähigkeit strahleninduzierter DNS-Veränderungen (= Mutationen).

Was sagt nun ein durchschnittliches statistisches Erkrankungsrisiko über Brustkrebs in Höhe von zur Zeit zirka 1:15 für die einzelne Frau tatsächlich aus?

Daß es in der Regel entweder deutlich höher liegt oder auch deutlich geringer ist:

- Höher für Frauen mit Brustkrebs in der nächsten Verwandtschaft (Mutter, Schwester, Tochter) oder eventuell auch schon bei familiär gehäuften Karzinomerkrankungen oder anderweitig erhöhtem Risikopotential.
- Geringer für Frauen in bis dato „tumor- beziehungsweise brustkrebsfreien Familien".

Weitere Risikoerhöhungen liegen zum Beispiel bei Frauen vor, die an einer ganz ausgeprägten sogenannten „fibrösen bzw. fibrozystischen Dysplasie" leiden, – weniger medizinisch korrekt – kurz auch als „Mastopathie" bezeichnet, wobei das Maß der Risikoerhöhung insbesondere aufgrund von Zellveränderungen in histologischen Präparaten nach Probeexzisionen vom Pathologen näher bestimmt werden kann.

Das höchste Neuerkrankungsrisiko für Brustdrüsengewebe liegt natürlich bei Frauen vor, die schon einmal erkrankt waren; bezogen nicht nur auf die schon erkrankte Seite, sondern auch auf die gesunde.

Zusätzlich gibt es genetische (= vererbungsbedingte) Konstellationen, die abzuklären sind, wenn familiär bedingt Frauen für die Erkrankung besonders anfällig erscheinen, also wenn mehrere miteinander eng verwandte Familienmitglieder an Brustkrebs erkrankt sind.

Bei Frauen, die, durch Blutuntersuchungen bestätigt, auf diese Weise genetisch gefährdet sind, sollte gerade auch die mammographische Röntgenbelastung als denkbares zusätzliches Risikopotenzial so gering wie möglich gehalten werden, was jedoch nicht grundsätzlich ihren diagnostischen Einsatz verbietet.

Zum Stellenwert des Röntgenrisikos bei der Mammographie

Die größte Strahlenbelastung erfährt eine gesunde Brust bei einer durchzuführenden Nachbestrahlung der anderen Brust nach Krebsoperation. Diese ist ungleich höher als die durch Mammographien über viele Jahre hinweg kumulativ erzielte Dosis.

Man weiß inzwischen sehr genau, daß das Risiko, an der betroffenen Seite ein Tumorrezidiv zu erleiden, durch eine Nachbestrahlung der betroffenen Brust nach Tumorexzision ohne Brustentfernung auf deutlich unter zehn Prozent abgesenkt werden kann und ohne Bestrahlung sehr viel höher läge. An der Nachbestrahlung bei brusterhaltender Tumoroperation führt damit in der Regel nichts vorbei. Andererseits gibt es keine Untersuchung, die hätte aufzeigen können, daß Frauen mit Nachbestrahlung im Gegensatz zu erkrankten Frauen ohne Bestrahlung ein statistisch höheres Risiko eingingen, an Krebs der gesunden Seite zu erkranken. Wenn also diese potenzielle Risikoerhöhung durch Streustrahlung mit relativ hoher Strahlenbelastung klinisch nicht apparent wird oder kaum nachweisbar ist, dann sollte auch der Mammographie betreffs ihrer Risikoerhöhung ein Stellenwert eingeräumt werden, der nicht die Methode, sondern nur die Ärzte, die sie übermäßig anwenden, ins Zwielicht rückt.

Die Mammographie muß einfach ihren richtigen Stellenwert erhalten. So ist ihre Röntgenstrahlenbelastung aufgrund der Weichstrahltechnik im Gegensatz zur Hartstrahltechnik bei Lungenaufnahmen deutlich größer, weshalb sich Frauen mammographierende Ärzte suchen sollten, die routiniert mit wenigen Standardaufnahmen, das heißt zwei Bildern pro Brust und möglichst ohne Wiederholungen, das heißt ohne Fehlbelichtungen auskommen, und die schon gar nicht bei großen Brüsten mehrere Aufnahmen machen, um alles Gewebe abbilden zu können, sondern hierfür spezielle größere Aufnahmeplatten verwenden. Vergrößerungsaufnahmen dagegen sind zu tolerieren, da diese fragliche Befunde näher analysieren lassen. Bisweilen hilft auch eine weitere Aufnahme in einer dritten Ebene weiter.

Mammadiagnostik – womit, ab wann und wie oft?

Bei Beschwerden und plötzlich oder erstmalig erfühlten „Knoten" in der Brust sollte sofort ein Arzt des Vertrauens aufgesucht werden. Ein einfaches „Abwarten, ob sich der Befund nicht wieder von allein verkleinert oder sogar verschwindet", hätte zu oft fatale Folgen und ist verschwendete Zeit. Eine bildgebende Diagnostik bleibt in solchen Fällen unabdingbar, unabhängig vom Alter der Patientin. Leiden Frauen prämenstruell „regelmäßig" unter schmerzhaften Spannungsgefühlen der Brüste, gepaart mit einem sehr homogen knotigen Drüsenkörper, auch als „Mastopathie" bezeichnet, leitet sich auch schon hieraus die Notwendigkeit zu regelmäßigen Brustuntersuchungen ab.

Da Frauen immer häufiger auch vor den Wechseljahren an Brustkrebs erkranken und die Bösartigkeit der Erkrankung zunimmt, je jünger die Patientinnen sind, läßt sich zumindest eine sogenannte Basismammographie bei Patientinnen mit Mastopathiebeschwerden schon im Alter von etwa 35 Jahren verantworten. Gleiches gilt für Patientinnen mit erhöhtem Erkrankungsrisiko, insbesondere bei familiärer Brustkrebsbelastung. Eventuell sollte auch das Alter der in der Familie betroffenen Frauen zum Zeitpunkt ihrer Erkrankung für das Vorgehen bei solchen Risikopatientinnen berücksichtigt werden.

Unglücklicherweise wird der Wert der Aussagekraft einer Mammographie immer geringer, je jünger die untersuchte Patientin ist. Der kräftige Drüsenkörper einer jungen Frau zwischen 20 und 30 Jahren ist in aller Regel so „undurchsichtig", daß sich bestimmte krebsverdächtige Figuren daraus nicht mehr abheben, sondern allenfalls Mikrokalk, der bisweilen in karzinomtypischer Gruppierung ein erstes Anzeichen und damit ein echtes Früherkennungszeichen für ein Karzinom ist. Diese Verkalkungsstrukturen können schon auf Krebs in einem Stadium hinweisen, in dem er noch gar nicht alle Kriterien seiner Bösartigkeit erfüllt. Die feingewebliche Untersuchung nach operativer Entfernung einer Gruppe von Mikrokalzifizierungen könnte dann schon eine Heilung der Erkrankung bestätigen, und weitere Therapiemaßnahmen wären überflüssig. Das ist genau der Fall, der der Mammographie den einzigartigen diagnostischen Wert beimißt, eine echte Frühdiagnostik zu ermöglichen.

Leider muß man jedoch ehrlicherweise hinzufügen, daß ein nicht unerheblicher Teil von Karzinomen ohne diese Verkalkungen auftritt, und daß es bei diesen Karzinomen ohne erkennbares Vorstadium dann nur noch darauf ankommt, welche Methode bei der Screeningdiagnostik am schnellsten zur richtigen Diagnose führt.

Im Wettstreit liegen dabei die Mammographie und der Ultraschall (= Sonographie); und wie bei vielen anderen diagnostischen Methoden ergänzen sie sich hervorragend und sollten beide gemeinsam von demselben Untersucher angewandt werden. Weshalb ergänzen sie sich? Je jünger die Brust und damit je röntgendichter, desto milchig trüber wird das Mammogramm, oft durchsetzt von kleinen bis größeren knotigen Veränderungen, die von Drüsenanteilen über Zysten bis hin zu gutartigen Tumoren wie Fibroadenomen eine weitreichende Interpretationspalette darstellen, hinter denen sich aber auch einmal ein (kleines) Karzinom verbergen kann. Um ein kleines Karzinom nicht zu übersehen, benötigt man Voraufnahmen zum Vergleich. Fehlt in diesen – etwa in beiden Ebenen – einer der vielen Verschattungsherde, macht ihn das auf der aktuellen Aufnahme um so verdächtiger.

Daher die grundsätzliche Notwendigkeit, daß zu aktuellen Mammographien Voraufnahmen, falls vorhanden, vorliegen und gegebenenfalls diese aus anderen Praxen noch beizubringen sind, bevor ein schriftlicher Befund zur laufenden Untersuchung herausgegeben werden kann. Aus gleichem Grunde werden Mammographieaufnahmen den Überweisern nur ungern mitgegeben, damit sie für notwendige Kontrollen – unabhängig, ob in der eigenen Praxis oder bei Kollegen – kurzfristig verfügbar sind.

Bei weiter zunehmendem Lebensalter, etwa ab vierzig Jahren, entwickelt sich der Drüsenkörper zurück und wird mehr und mehr von Fettläppchen durchsetzt. Im Gegensatz zum Drüsengewebe selbst ist das Fett gut durchlässig für Röntgenstrahlen, so daß das Mammogramm immer transparenter wird und sich immer kleinere Strukturen von ihrer Umgebung gut abheben.

Im höheren Alter bleiben im transparenten Fettgewebe nur noch die Bindegewebsstränge des Drüsenhaltegerüsts sichtbar und ein Restkörper, letzterer meist hinter der Brustwarze gelegen.

Das beinhaltet die Darstellungsmöglichkeit schon kleinster Karzinome – auch ohne Mikrokalk – im Größenbereich von Millimetern.

Damit wird oft nach der Mammographie ersichtlich, ob sie zur bildgebenden Diagnostik ausreicht oder nicht. Bei jüngeren Frauen oder bei Frauen, die Östrogene einnehmen, weshalb sich ihr Brustdrüsenkörper nur verzögert oder kaum rückentwikkelt, ist der Ultraschall die komplettierende Methode der Wahl, die zwar keine Mikrokalkdiagnostik zuläßt, jedoch schon verdächtige Tumore ab drei bis fünf Millimeter Größe abbildet. Außerdem läßt sie ab fünf bis sieben Millimeter Größe eine eindeutige Unterscheidung zwischen einer Zyste, das heißt einer umschriebenen Flüssigkeitsansammlung, und einem soliden Befund zu. Auch sehr hart und verdächtig anzufühlende „Knoten" stellen sich bisweilen im Ultraschall sofort als eindeutig flüssig heraus. Diese lassen sich, falls störend, unter Ultraschallkontrolle ausgesprochen schmerzarm abpunktieren und sicherheitshalber noch zytologisch in ihrer Flüssigkeit auf Karzinomzellen hin untersuchen, da Zysten – wenn auch nur selten – an der Zystenwand karzinomatös verändert sein können.

Je jünger die Patientin, desto reflexreicher (= echoreicher) beziehungsweise heller in der Sonographie die Abbildung des Drüsenkörpergewebes und umso besser kann ein verdächtiger Befund darin ausgemacht werden, da sich dieser vom Drüsenkörper als deutlich dunkler abhebt.

Fettgewebe erscheint im Ultraschall von vornherein dunkel. So verbessert sich mit zunehmendem Alter aufgrund der Drüsenkörperrückentwicklung (= Involution) oder bei sehr großen fettreichen Brüsten deren Röntgentransparenz, was der Mammographie Vorteile beim methodischen Vergleich verschafft, während die Mammasonographie ein wenig an Bedeutung verliert. Doch in jedem Alter bleibt die Kombination beider Methoden in der Hand des Geübten am aussagekräftigsten.

Die Ergänzung der Mammographie als einer hervorragenden diagnostischen Methode durch die Mammasonographie als genau der Methode, die die Lücken der Mammographie exakt ausfüllt, bedeutet einen gewaltigen Schritt nach vorn zur früheren Erkennung von Mammakarzinomen, auch wenn ein frühinvasives Karzinom (= echtes Frühkarzinom beziehungsweise carcinoma in situ, Tumorstadium „Tis") dadurch nicht besser erkannt werden kann.

Schon seit Jahren ist der Einsatz der Thermographie zur Komplettierung der Frühdiagnostik als obsolet anzusehen, da kleinere Tumoren keine außerhalb der Brust ausreichend wahrnehmbaren Temperaturunterschiede erzeugen, um diese thermographisch abbilden zu können.

Dagegen lassen sich mit der farbkodierten zweidimensionalen Dopplersonographie auch in kleinen echoarmen Befunden am Bild ihrer Blutgefäße (Anzahl und Lokalisation) Aussagen treffen, ob es sich um eine Zyste oder um einen soliden, gar karzinomverdächtigen Herd handelt.

Inwieweit sich unsichere kleine Befunde mit der Magnetresonanztomographie (= Kernspintomographie) soweit abklären lassen, daß sich hierdurch den Patientinnen Probeexzisionen (= kleinere Operationen) ersparen ließe, wird von der Fachwelt unterschiedlich beurteilt. Dabei sollte jedoch, wie anfänglich auch gegenüber dem Ultraschall berechtigt, die Kritik weniger der Methode als der unzureichenden Ausbildung beziehungsweise Routine von Untersuchern gelten. Zumindest für ganz bestimmte Risikopatientinnen nach Karzinomentfernung sowie zur Erkennung von Karzinomverteilungsmustern in der betroffenen Brust vor Operation gehört sie unangefochten zur Komplettierung der Diagnostik dazu.

Zeigt die Mammographie einen so röntgendichten knotigen Drüsenkörper, daß auch unter Zuhilfenahme von Voraufnahmen ein kleines Karzinom von fünf bis acht Millimetern Durchmesser kaum abgrenzbar wäre, muß der Untersucher unbedingt auf den Ultraschall als weitere Maßnahme zurückgreifen. Ist darüberhinaus die Patientin noch jung, bliebe unter solchen Umständen bei harmlosem Untersuchungsergebnis der anschließende alleinige Verweis auf eine nächste Mammographiekontrolle in zwei Jahren unzureichend, da kein Drüsenkörper innerhalb von zwei Jahren plötzlich röntgentransparent wird, sondern nur ganz langsam innerhalb eines Zeitraumes von vielen Jahren, und auch nur, wenn dies nicht zusätzlich durch Hormongaben während der Wechseljahre verzögert wird.

Stattdessen sollte das Intervall zur nächsten Mammographie auf drei Jahre verzögert werden, und zusätzlich sollten Ultraschallkontrollen in jährlichem Abstand erfolgen, bei familiärem oder anderweitig erhöhtem Risiko sogar in halbjährlichem Intervall, eventuell kombiniert mit MRT-Untersuchungen in ein- bis zweijährigem Abstand.

Damit darf auch gern die Untersuchte den Untersucher zum Nachdenken anregen: Wie viele Mammographien kommen eigentlich noch auf sie zu? Ist dies von Seiten der Strahlenbelastung ohne Intervallstreckung zu verantworten? Welche Risiken stehen solcher Streckung entgegen? Sind diese mit verkürzten Ultraschallkontrollintervallen oder zusätzlichen Kernspintomographien auszugleichen? Liegen bei schlechter Beurteilbarkeit von Mammographien bei gleichzeitigem Fehlen von Mikrokalk nicht grundsätzlich Vorteile im nicht mehr ganz synchronen Untersuchungsintervall für Mammographie und Ultraschall? Und könnte man damit durch ein individuelleres Vorgehen unter stärkerer Berücksichtigung der Sonographie nicht noch mehr Frauen zur Früherkennungsdiagnostik bewegen?

Qualitätssicherung der Mammadiagnostik – nur eine Qualitätssicherung der Mammographie?

Zur Zeit erlebt die Branche der in der Mammadiagnostik tätigen Radiologen und Gynäkologen einen gewissen Einbruch bei der „Routinemammographie". Eine eigentlich kostenlose Screeningdiagnostik im Sinne eines Anspruches der Versicherten darauf hat es auch bisher nie offiziell gegeben. Sie wurde aber bis zu einem gewissen Punkt von den gesetzlichen Krankenkassen toleriert.

Diese Tolerierung fällt jetzt weg und die Patientinnen sollen für den Erhalt ihrer Gesundheit selbst zahlen. Je nach Einstellung der überweisenden Ärzte werden sie mit einem „Tastbefund unten re.", „ziehenden Schmerzen zur Achselhöhle hin" oder ähnlichen Begründungen weiterhin zur Kontrolle überwiesen oder müssen tatsächlich einen Eigenanteil mehr im System der Gesundheitsversorgung zahlen. Da können langjährige Diagnostiker und Strahlentherapeuten nur den Rat geben: Suchen Sie einen mammographierenden Arzt auf, der Ihnen als Kassenpatienten nicht mehr in Rechnung stellt, als er für dieselbe Untersuchung per Krankenschein erhalten würde. Der Untersucher sollte nämlich an Ihrer speziellen Situation keinesfalls noch zusätzlich verdienen. Der Kostenrahmen für normal versicherte Frauen als Selbstzahlerinnen sollte deshalb für die körperliche Untersuchung, die Mammographie beidseitig in zwei Ebenen und die Sonographie insgesamt 100 bis 120 Mark nicht überschreiten.

Die Qualität bei der Mammadiagnostik setzt sich aus zwei Teilen zusammen:

- der Qualität des Untersuchungsgerätes wie Mammographie- und Ultraschallgerät,
- der Qualifikation des Untersuchers.

Das Röntgengerät zur Mammographie unterliegt strengen Qualitätsrichtlinien von TÜV und Kassenärztlicher Vereinigung und wird in seiner Aufnahmequalität laufend überwacht.

Für das Ultraschallgerät gelten ebenfalls hohe Qualitätsanforderungen (an die Fertigung des Herstellers). Eine kontinuierliche Überwachung von Qualitätsstandards nach Inbetriebnahme findet wegen der im Vergleich mit der Röntgenstrahlung ungleich ungefährlicheren Ultraschallwellen nicht in wünschenswertem Maße statt.

Es ist sogar zu befürchten, daß sich geplante, verschärfte Auflagen zur Qualitätssicherung bei der Mammadiagnostik von vorneherein nur auf die Mammographieuntersuchung beziehen werden und nicht in gleichem Maße auf die Sonographie.

Wer bei den anstehenden und zur Zeit diskutierten Qualitätsverbesserungen zur Mammadiagnostik dieser Gefahr in den betroffenen Berufsverbänden und anderen damit befaßten Gremien nicht ausreichend Beachtung schenken sollte, bewiese damit nur eigene Lücken bei seinen Qualitätsvorstellungen.

Die angestrebte Pflicht zu berufsbegleitender Weiterbildung mit Prüfungen (hoffentlich nicht allein auf die Mammograhie bezogen) wird zur Qualitätsverbesserung sicherlich beitragen.

Mindestens ebenso wichtig ist es auch, möglichst jede Mammographie von einem Praxiskollegen der eigenen Wahl nachbefunden beziehungsweise kontrollieren zu lassen. Zur Zeit wird in Fachkreisen diskutiert, ob nicht jeder Befund, der zu einer Operation Anlaß gibt, zusätzlich von einem „Referenzdiagnostiker zur Mammographie" beurteilt werden sollte.

Zur Qualitätsverbesserung würde ebenso beitragen, daß jeder, der Mammadiagnostik abrechnet, sowohl mammographieren kann als auch die Sonographie der weiblichen Brust beherrscht; eine Aufteilung beider Verfahren auf verschiedene Ärzte kann die diagnostische Sicherheit nur verwässern.

Nachzuvollziehen ist, daß jeder pathologische Mammabefund vor Operation ausdrücklich von einem Spezialisten mitbeurteilt werden müßte, damit keine unnötigen Operationen durchgeführt werden. In größeren Kliniken dürfte schon jeder verantwortungsbewußte Operateur als Spezialist gelten, der in den Jahren seiner Tätigkeit Unmengen pathologischer Befunde auch mammographisch mitbeurteilt hat, bevor er zum Skalpell griff. Natürlich müssen auch weiterhin verdächtige, aber eben nicht eindeutig bösartige Befunde operiert werden. Für solche Fragestellungen würden nicht einmal drei oder vier Untersucher als „Kontrolleure" weiterhelfen beziehungsweise andererseits davor bewahren können, daß sich bei der histologischen Aufarbeitung des entfernten Gewebes die Operation eventuell als „unnötig" erweist.

Unbedingt sollte aber auch jede „normale" Mammographie von einem zweiten Kollegen beurteilt werden. Nur so könnte man verhindern, daß gerade auch kleine Befunde übersehen oder als unbedeutend fehlinterpretiert werden. Bei Uneinigkeit müßte dann tatsächlich eine dritte Meinung von außerhalb bei einem „Referenzzentrum" eingeholt werden.

Dieses für die Patientinnen sinnvolle Prozedere, das gerade die Qualität der Früherkennung verbessern dürfte, wird jedoch nicht auf große Gegenliebe bei den Berufsfunktionären fallen, wie deren aktuelle Planungen deutlich machen:
Eine Mindestanzahl eigener Mammographieuntersuchungen pro Jahr als Voraussetzung zur Abrechnungsmöglichkeit mit den Krankenkassen wird voraussichtlich von den in den Berufsverbänden hierfür zusammengesetzten Kommissionen als zusätzliches Qualitätskriterium zur Frühdiagnostik benannt werden.

Dabei ist zu befürchten, daß sich die einzelnen Kommissionsmitglieder aus Großpraxen an ihren eigenen Untersuchungszahlen in einer Weise orientieren werden, daß kleinere Praxen – unabhängig, ob sie alle anderen Qualitätskriterien erfüllen oder nicht –, ihre Abrechnungsfähigkeit für Mammauntersuchungen gesetzlich versicherter Frauen verlieren könnten. Damit verlagerten sich die Untersuchungen dieser Praxen zwangsläufig auf die wenigen Großpraxen und glichen deren leichten Einbruch an Untersuchungs- und Umsatzzahlen aus, der sich wegen der ablehnenden Haltung der Kassen zur Kostenübernahme von Screeningmammographien ergeben hatte.

Patienten- beziehungsweise Frauenverbände sind deshalb aufgefordert, rechtzeitig einer Art „Fabrikdiagnostik" Einhalt zu gebieten; denn gerade das persönliche Vertrauensverhältnis zum Untersucher fördert den Willen zur Früherkennungsdiagnostik, nicht die Eingliederung in 70 Mammographien pro Tag oder eine Terminvergabe „für in acht Wochen". Wenn sogar, wie geschehen, Termine bei Tastbefunden erst mit einem Vorlauf von Wochen verteilt werden, ist dies gerade im Hinblick auf eine „Frühdiagnostik" inakzeptabel und für die angestrebte Qualitätsverbesserung kontraproduktiv.

Alles, was Frauen bei der Mammadiagnostik an Positivem erfahren haben, wie verkürzte Wartezeiten, Praxisambiente und -hygiene, Freundlichkeit des ausführenden Personals, Befunderklärung durch den Untersucher gegenüber der Patientin und so weiter, kann vielleicht später im Gespräch von Frau zu Frau den Anstoß zur erstmaligen Untersuchung der Brust geben. Dabei ist dieser erste Anschub besonders wichtig; meistens werden nämlich schon bei der Basisdiagnostik der Brust Angstschwellen abgebaut, die irgendwann später einmal eine rechtzeitige Therapie verhindern könnten.

Autor: Dr. med. Wulf-Peter Brockmann, Facharzt für Radiologie/Strahlentherapie in der Radiologischen Gemeinschaftspraxis, Praxisklinik Mörkenstraße in Hamburg-Altona

Biopsie (Gewebeentnahme)

Geschlossene Biopsie

Wenn ein Knoten ertastet oder bei den bildgebenden Untersuchungen ein verdächtiger Befund sichtbar wurde, sollte der nächste Schritt eine Biopsie sein. In den meisten Fällen wird eine geschlossene Biopsie vorgenommen. Der Vorteil dabei ist, daß es sich um einen minimalinvasiven Eingriff handelt. Die Belastung für den Körper ist gering. Bei einem positiven Befund haben die Frauen Zeit, sich auf die bevorstehende Operation seelisch vorzubereiten.

Stanzbiopsie

Heutzutage wird diese Art der Biopsie überwiegend mit einer Hochgeschwindigkeitsstanze durchgeführt. Dabei werden kleinste Gewebeteile mittels einer dünnen Hohlraumnadel aus dem Tumor entnommen und pathologisch untersucht. Diese Untersuchung wird unter örtlicher Betäubung durchgeführt. Das Ergebnis liegt häufig schon am selben Tag vor.

Feinnadelbiopsie

Bei dieser Methode wird der Arzt, wenn er den Knoten ertastet hat, ihn mit den Händen fixieren und eine Spritze mit einer sehr feinen Nadel, die speziell dafür eingesetzt wird, in den Knoten einführen. Mit dieser Nadel saugt er Zellen aus dem Tumor und läßt sie pathologisch untersuchen. Da die Nadel sehr fein ist, sind die Schmerzen für die Patientin äußerst gering. Das Ergebnis kann auch da schon am selben Tag vorliegen.

Operative Biopsie

Eine operative Biopsie wird in den meisten Fällen im Krankenhaus vorgenommen. Das bedeutet, daß die Patientin eine Vollnarkose bekommt. Der Arzt entnimmt eine Gewebeprobe, die von einem zehn Millimeter dicken tumorfreien Randsaum umgeben sein muß, und leitet sie weiter an die Pathologie. Sollte sich im Krankenhaus selbst keine Pathologie befinden, wird die Gewebeprobe auf dem schnellsten Weg zur nächstliegenden Pathologie gebracht. Die Gewebeprobe wird schockgefroren, in hauchdünne Scheiben zerteilt und auf Krebszellen hin untersucht. Das ist der sogenannte Schnellschnitt, der vielen Frauen ein Begriff ist. Während dieser Zeit liegt die Patientin unter Narkose. Bis zu dem Zeitpunkt handelt es sich noch immer um einen diagnostischen Eingriff.

Fällt der Befund positiv aus, folgt in den meisten Fällen sofort der chirurgische Eingriff. Den darf der Arzt aber nur vornehmen, wenn Sie dazu vorher Ihr schriftliches Einverständnis gegeben haben. Für Sie kann das bedeuten, daß Sie ohne Brust aufwachen. Es kommt immer noch sehr häufig vor, daß Ärzte sich fast hundertprozentig sicher sind, es handele sich nicht um einen bösartigen Tumor, und die Patientin ihre Einwilligung zu einem chirurgischen Eingriff gibt, weil sie der festen Überzeugung ist, daß es nicht zur Entfernung der Brust kommen wird. Viele Frauen sind sich über die Konsequenzen ihrer Unterschrift also nicht im klaren. Selbst wenn der Arzt von der Gutartigkeit eines Knotens überzeugt ist: Überlegen Sie ganz genau, ob Sie möglicherweise ohne Brust aus der Narkose erwachen möchten.

Die gängigsten Operationsverfahren

Tumorektomie

Dabei entfernt der Arzt nur den Knoten und etwa einen Zentimeter des umgebenden krebsfreien Gewebes aus der Brust. Nach dieser Operation bleibt meist nur eine Narbe zurück.

Quadrantenresektion

Quadrantektomie bedeutet, daß das „Viertel" der Brust entfernt wird, in dem sich der Knoten befindet.

Subkutane Mastektomie

Subkutane Mastektomie bedeutet, das gesamte Drüsengewebe wird entfernt, aber die Brustwarze, die Haut und das darunterliegende Fettgewebe bleiben erhalten.

Modifizierte radikale Mastektomie

Der Arzt spricht häufig von einer „Ablatio mammae" oder auch nur von „Ablatio". Dabei wird die gesamte Brust mit Drüsen,- Fett- und Bindegewebe sowie die Achsellymphknoten entfernt. Erhalten bleiben der große und meist auch der kleine Brustmuskel. Die Narbe verläuft meist horizontal.

Einfache Mastektomie

Entfernt wird dabei das ganze Drüsen-, Fett- und Bindegewebe. Die Achsellymphknoten und beide Brustmuskeln bleiben unversehrt. Die einfache Mastektomie ist die Amputationsmethode, die am wenigsten eingreift.

Rekonstruktion der Brust

Es gibt zwei grundsätzliche Methoden, eine Brust zu rekonstruieren.

Mit körpereigenem Material

Dafür wird Gewebe aus dem Rückenbereich verwendet, das ist die sogenannte Latissimus- oder Rückenmuskel-Technik.

Entnimmt der Arzt Gewebe aus dem Bauchbereich, dann spricht man von der TRAM-Lappen Technik.

Möglich ist auch eine Gewebeentnahme aus dem Gesäßbereich.

Mit körperfremdem Material

Dabei handelt es sich um eine Silikonhülle, die es in verschiedenen Formen und Größen gibt, und entweder mit einem Silikon-Gel, Hydro-Gel oder einer Kochsalzlösung gefüllt ist.

Expander

Wenn bei einer Amputation zu viel Haut entfernt werden mußte, und die verbleibende Haut nicht ausreicht, um ein Implantat damit abzudecken, wird mittels eines Expanders die Haut gedehnt. Der Expander wird in die bereits vorhandene Narbe eingesetzt, so daß keine zusätzlichen Narben entstehen. Der Vorteil eines Expanders ist, daß, um zusätzliche Haut zu erhalten, keine aufwendige Operation durchgeführt werden muß, und daß die rekonstruierte Brust mit ortsständiger Haut (Aussehen, Farbe, Sensibilität) bedeckt ist.

Den Expander muß man sich vorstellen wie einen leeren Ballon mit einem Ventil. Über dieses Ventil, das unter der Haut liegt, spritzt der Arzt, meistens einmal in der Woche, zwischen fünfzig und einhundert Milliliter Kochsalzlösung in den „Ballon". Dadurch wird die Haut ganz behutsam gedehnt. Wenn der Expander die gewünschte Größe des Implantates erreicht hat, wird er entfernt und das Implantat eingesetzt, ohne daß eine zusätzliche Narbe entsteht.

Neuere Expandertypen können auch als dauerhafte Endoprothesen belassen werden. Andernfalls erfolgt ein Wechsel mit Einlage einer Silikon-Gel-Prothese nach zirka sechs Monaten.

Rekonstruktion der Brust mit einem Implantat und die Folgen

Wenn Sie Sich für einen Brustaufbau mit einem Implantat entschieden haben, dann sollten Sie folgendes wissen und bedenken:

- Sind noch weiterführende Behandlungen vorgesehen, wie Chemotherapie oder Bestrahlung?
- Informieren Sie sich, welches Implantat für Sie in Frage kommt.
- Wenn Sie Vorbehalte gegenüber einem bestimmten Füllmaterial haben, teilen Sie das Ihrem Arzt mit.
- Implantate haben unterschiedliche Formen. Es gibt runde und anatomisch (Tropfenform) geformte Implantate.

Welche Form für Sie in Frage kommt, hängt davon ab, welche Form Ihre gesunde Brust hat. In manchen Fällen kann der Unterschied zwischen beiden Brüsten so gravierend sein, daß Sie sich veranlaßt sehen, auch bei Ihrer gesunden Brust eine Korrektur vornehmen zu lassen.

- Die neue Brust wird in den meisten Fällen fester und straffer sein als Ihre eigene Brust und wird auch so bleiben.
- Die neue Brust wird nie dieselbe Sensibilität haben wie Ihre eigene Brust.
- Das Implantat muß nach einer gewissen Zeit wieder entfernt beziehungsweise ausgetauscht werden. Häufig vergessen Ärzte, ihre Patientinnen darauf hinzuweisen. Der Zeitraum kann zwischen zehn und fünfzehn Jahren liegen. Die Aussagen von Ärzten und Herstellern schwanken. Auf jeden Fall sollten Sie regelmäßig eine Kontrolle vornehmen lassen. Es kommen also noch weitere Operationen auf Sie zu.
- Um jeden Fremdkörper, in diesem Fall das Implantat, bildet sich eine Kapsel aus Bindegewebe. Dies ist eine ganz normale Reaktion des Körpers. Bei älteren Implantaten, die eine glatte Oberfläche hatten, kam es häufiger zu einer sogenannten Kapselfibrose. Bei einer Kapselfibrose kommt es zu einer sehr heftigen Reaktion des Bindegewebes auf das Implantat. Das Bindegewebe umschließt das Implantat in diesem Fall sehr fest und die Brust fühlt sich hart an und ist sehr schmerzempfindlich. In diesem Fall wird durch einen erneuten Eingriff das Implantat entfernt. Das kam besonders häufig bei Implantaten mit einer glatten Oberfläche vor. Die neuen Implantate haben eine texturierte, angerauhte Oberfläche und dadurch kommt es nicht mehr so häufig zu einer Kapselfibrose.

- Gleichgültig, mit welchen Füllstoffen ein Implantat gefüllt ist, die äußere Hülle besteht immer aus Silikon.
- Besprechen Sie gemeinsam mit Ihrem Arzt die Größe des Implantats. Sollten Sie auch eine Korrektur an Ihrer gesunden Brust vornehmen lassen, so überlegen Sie in Ruhe, welche Größe Sie wählen und lassen Sie sich nicht durch den Arzt oder Ihren Mann beeinflussen. Handeln Sie nicht nach dem Motto, mein Mann findet große Brüste schön und deshalb nehme ich eine Nummer größer. Sie können gemeinsam darüber sprechen, aber letztendlich sollten Sie entscheiden, welche Größe Ihre Brust haben soll.
- Fragen Sie Ihren Arzt, ob er Kontakt herstellen kann zu Patientinnen, bei denen er einen Brustaufbau vorgenommen hat. Dieser persönliche Kontakt hat vielen Frauen bei ihrer Entscheidungsfindung geholfen.
- Vergessen Sie nie: Es ist Ihr Körper und Sie sollten entscheiden, was damit gemacht wird oder nicht. Sollten Sie Zweifel haben, verschieben Sie die Brustrekonstruktion. Eine Rekonstruktion der Brust ist auch zu einem späteren Zeitpunkt möglich.

Silikon

Wenn von Implantaten die Rede ist, denkt jeder sofort an Silikon. Bis zu dem Zeitpunkt, da ich mich mit dem Buch beschäftigt habe, wußte ich, daß es Silikon gibt und daß es sehr umstritten ist. Was aber genau Silikon ist, und wo es noch überall im täglichen Leben verwendet wird, ohne daß wir davon wissen, davon habe ich eigentlich nichts in den Medien gehört. Für all diejenigen unter Ihnen, die genauso wenig über Silikon wissen wie ich, möchte ich es ganz einfach erklären: vermischt man Silizium, ein natürliches Element, das in Sand, Gestein und Quarz vorkommt, mit Sauerstoff, Wasserstoff und Kohlenstoff, dann wird daraus der Kunststoff Silikon.

Silikon wird aber nicht nur für Implantate verwendet, sondern in der Medizin sehr vielseitig eingesetzt. Silikon verwendet man zum Beispiel für die Hülle, die Herzschrittmacher umschließt genauso wie für Prothesen, Kanülen, Katheter und Hüftgelenke. Das sind nur einige Beispiele. In unserem täglichen Leben kommt Silikon zum Beispiel in Lippenstiften, Cremes und Zahnpastatuben vor.

Weltweit gibt es viele Studien, die sich mit Silikon beschäftigen. Selbst die größten Gegner von Silikon müssen eingestehen, daß es keinen hundertprozentigen Beweis dafür gibt, daß Silikon der Auslöser für bestimmte Krankheiten ist. Die Deutsche Gesellschaft für Senologie hat 1998 eine „Konsenserklärung zur Sicherheit von Silikonimplantaten" herausgegeben. Darin heißt es daß Brustimplantate weder Brustkrebs, andere Krebserkrankungen, Autoimmunerkrankungen oder rheumatische Erkrankungen auslösen.

Im Kapitel „Implantate" wird darauf hingewiesen, daß für den Körper jedes Implantat ein Fremdkörper ist. Er versucht, diesen Fremdkörper abzustoßen. In den Medien werden die negativen Beispiele in den Vordergrund gestellt. Häufig werden Implantate auch von Ärzten eingesetzt, die über keine ausreichende Erfahrung verfügen. Sollten Sie Bedenken bei einem Implantat mit Silikonfüllung haben, dann bleibt Ihnen die Möglichkeit, ein Implantat mit Hydro-Gel oder Kochsalzlösung zu wählen.

Wichtig ist, daß Sie die Entscheidung treffen, welches Implantat verwendet wird und nicht Ihr Arzt.

Rekonstruktion der Brust mit körpereigenem Gewebe

TRAM-Lappen- oder Bauchmuskel-Technik

Es handelt sich um eine Operationstechnik, bei der Gewebe aus dem Bauch entnommen und damit eine Rekonstruktion der Brust durchgeführt wird. Nach der genauen Operationstechnik fragen Sie am besten Ihren Arzt. Er kann Ihnen alles ganz genau erklären und Sie können ihm Fragen stellen, wenn Sie etwas nicht verstanden haben.

Einige Informationen zum Ablauf und was Sie bedenken sollten:
- Voraussetzung ist, daß Sie über genügend Gewebe im Bauchraum verfügen.
- Sehr jungen und schlanken Frauen raten die meisten Ärzte von dieser Operation ab.
- Es handelt sich um eine sehr aufwendige Operation, das heißt, Sie liegen für einen längeren Zeitraum unter Narkose.
- Fragen Sie Ihren Arzt, wie häufig er diese Operation durchführt. Das ist wichtig, denn diese Art einer Rekonstruktion erfordert vom Arzt sehr viel Können.
- Sie haben zwei Wunden, die hinterher verheilen müssen.
- Sie sind in Ihrer Bewegungsfreiheit in den ersten Wochen stark eingeschränkt.

- Damit der Heilungsprozeß optimal verläuft, sollten Sie die Anweisungen des Arztes genau einhalten.
- Die Hautfarbe kann von der Ihrer gesunden Brust abweichen. Ärzte vergessen häufig, das zu erwähnen und deshalb ist für viele Frauen der Anblick am Anfang gewöhnungsbedürftig.
- Da kein Implantat verwendet wird, paßt sich Ihre Brust dem normalen Alterungsprozeß an. Zwischen der ersten Operation, der Amputation und dem Brustaufbau liegen in den meisten Fällen einige Monate. Häufig folgt noch eine dritte Operation: die Rekonstruktion der Brustwarze. Das ist aber nur ein kleiner Eingriff.
- Sie sollten sich vorher gut informieren und genau wissen, was auf Sie zukommt. Wenn Sie voll und ganz hinter dieser Art der Rekonstruktion stehen, dann fällt es Ihnen auch nicht schwer, einige Zeit in Ihrer Bewegungsfreiheit eingeschränkt zu sein.

Latissimus- oder Rückenmuskel-Technik (Musculus Latissimus dorsi-Lappen)

Auch dazu einige wichtige Informationen:
- Der Arzt benötigt für diese Art des Brustaufbaus einen Teil Ihres Rückenmuskels „Latissimus dorsi".
- Sie werden eine größere Narbe auf dem Rücken zurückbehalten. Sie wird in den meisten Fällen aber durch den BH verdeckt.
- Häufig muß dabei zweigleisig verfahren werden: Eigengewebe plus Implantat.
- Am Anfang werden Sie Ihren Arm nur eingeschränkt bewegen können.
- Extremsportarten, bei denen es auf die Armkraft ankommt, werden nicht mehr uneingeschränkt möglich sein.
- Erkundigen Sie Sich auch dabei, ob Ihr Arzt diese Operationstechnik schon häufig angewandt hat.
- Die Operation dauert nicht so lange wie bei der TRAM-Lappen-Technik.
- Wichtig ist auch hier: Informieren Sie sich und erst wenn Sie ganz sicher sind, daß das für Sie der richtige Brustaufbau ist, sollten Sie einer Operation zustimmen.

Haare

Haare haben einen großen Stellenwert im Leben einer Frau. Die wenigsten sind mit ihren Haaren zufrieden. Wir kaufen Pflegeprodukte, die schönere Haare versprechen, geben viel Geld für den Frisör aus. Auf Veränderungen im Leben reagieren Frauen häufig mit einer neuen Frisur oder Haarfarbe. Haare und Frisur üben auf Männer Anziehungskraft aus, gelten als Ausdruck der Weiblichkeit.

Viele Frauen denken beim Wort Chemotherapie vor allem anderen an den Verlust ihrer Haare. Es macht ihnen häufig mehr Angst, ihre Haare zu verlieren als ihre Brust. Die Brust kann man diskret verhüllen, aber einen kahlen Kopf bemerkt jeder. In den Blicken, mit denen die Frauen dann angeschaut werden, spiegelt sich oft Mitleid. Betroffene Frauen wollen aber nicht, daß man ihnen mit Mitleid begegnet.

Spezielle Kühlhauben, die mit einem Gel gefüllt sind, sollen die Durchblutung der Kopfhaut fördern. Während einer Chemotherapie-Sitzung getragen, sollen sie verhindern, daß Zytostatika bis an die Haarwurzeln vordringen. Für viele Frauen sind die Kühlhauben sehr unangenehm und sie verzichten darauf. Ärzte sind unterschiedlicher Meinungen über den Erfolg der Kühlhauben. Sprechen Sie mit Ihrem Arzt darüber und probieren Sie aus, ob diese Methode für Sie persönlich in Frage kommt.

Diese Tips von betroffenen Frauen sollen Ihnen helfen

- Besonders Frauen mit längeren Haaren haben große Angst vor deren Verlust. Warten Sie nicht, bis die ersten Haare ausfallen, sondern sprechen Sie schon vorher mit ihrem Frisör. Lassen Sie sich die Haare etwas kürzen. Der Unterschied ist dann hinterher nicht so groß.
- Informieren Sie sich vorher, wo Sie eine passende Perucke bekommen und wer die Kosten dafür übernimmt. Sprechen Sie mit Ihrem Frisör. Manche Ärzte arbeiten auch mit Instituten zusammen, die durch spezielle Präparate für einen gesunden Haarwuchs sorgen. Dort können Sie sich eine Perücke anfertigen lassen, die ihren Vorstellungen entspricht. Wichtig ist, daß Sie mit dem Rezept, das ihnen Ihr Arzt ausstellt, zu Ihrer Krankenkasse gehen und sich genau informieren, welche Kosten die Kasse übernimmt. In den meisten Fällen vergüten die Kassen alle Ausgaben.
- Versuchen Sie ganz langsam, sich an Ihren kahlen Kopf zu gewöhnen. Sie sollten auch bedenken, daß Ihr Gesicht dadurch einen anderen Ausdruck bekommt. Machen Sie sich anders zurecht und probieren Sie ein verändertes Make-up aus. Frauen berichten, daß sie am Anfang angesichts jeden Haarbüschels, das morgens auf dem Kopfkissen lag, in tiefe Depressionen gefallen sind, aber nachdem sie sich damit auseinandergesetzt hatten, es ganz spannend fanden, auf welche Weise sich ihr

Gesicht und auch sie selbst positiv verändert haben. Versuchen Sie, spielerisch mit dieser Situation umzugehen, denn Haare wachsen wieder.

- Experimentieren Sie mit Tüchern und Schals. Achten Sie darauf, daß das Material nicht zu glatt ist, damit es besser haftet.
- Freuen Sie sich auf die Zeit hinterher. In den meisten Fällen wachsen die Haare sehr schnell wieder nach. Frauen haben berichtet, daß sie vor der Chemotherapie ganz glatte Haare hatten und hinterher Locken bekamen. Für viele war das eine sehr positive Veränderung. Häufig ändert sich auch die Haarfarbe (Denken Sie daran, sich rechtzeitig ein paar Haarsträhnen abzuschneiden, damit die Farbe der Perücke Ihrer natürlichen Haarfarbe entspricht). Diese Veränderung hält in den meisten Fällen ein bis zwei Jahre an.

Glossar

A

Ablatio mammae:
Operative Entfernung der Brust
adjuvante Chemotherapie:
Medikamentöse Behandlung im Rahmen der Ersttherapie zusätzlich zur Operation und/oder Strahlentherapie, mit der man das Auftreten von Rezidiven zu verhindern oder zu verzögern sucht
Alopezie:
Haarausfall, häufige Nebenwirkung der Chemotherapie
Aufbauplastik:
Plastische Operation zur kosmetischen Wiederherstellung der Brust nach Mammaablatio
Augmentationsplastik:
Brustvergrößerung, erfolgt meist durch das Einbringen von Silikon-, Hydro-Gel- oder Kochsalzprothesen
Axilla:
Achselhöhle, in der sich Lymphknoten befinden
Axilladissektion:
Entnahme von Gewebe und Lymphknoten aus der Achselhöhle zur Untersuchung auf Metastasen nach einer Brustkrebsoperation

B

Basismammographie:
Ab dem 35. Lebensjahr empfohlene Erstmammographie zur Darstellung des gesunden Gewebes. Wichtig für den Vergleich mit nachfolgenden Aufnahmen, wenn später ein auffalliger Befund, zum Beispiel Kalk, sichtbar wird
BET:
Brusterhaltende Therapie
Biopsie:
Entnahme einer Zellgewebeprobe
Brustrekonstruktion:
Operativer Wiederaufbau der Brust nach Amputation

C

Chemotherapie:
Allgemein wird unter Chemotherapie die medikamentöse Behandlung einer Krankheit verstanden, insbesondere die Hemmung von Infektionserregern oder Tumorzellen im Organismus. Gesunde Zellen sollen dabei möglichst wenig geschädigt werden. Chemotherapie wird meist als Kombination mehrerer Medikamente durchgeführt (Polychemotherapie), seltener nur mit einem Medikament (Monotherapie). Oft ist die

Verabreichung zyklisch (in Intervallen mit freien Phasen). Gebräuchlich sind, je nach Schema, vier bis sechs Zyklen innerhalb von sechs Monaten

Cortison:

Hormon, das in den Nebennieren produziert wird

D

Dichte Brust:

In der Mammographie „dicht" durch viel Drüsen- und Bindegewebe, dadurch wird die Brust undurchsichtiger, das heißt man kann weniger erkennen. Die Aussagekraft der Mammographie ist dadurch gering, eine Diagnose kaum möglich. Natürliche Situation bei jungen und jüngeren Frauen und bei Frauen, die nach den Wechseljahren Hormone einnehmen. Deshalb ist bei diesen Frauen die Mammographie weniger aussagekräftig und sollte bei Frauen unter 35 Jahren nur in Ausnahmefällen eingesetzt werden. Besser wäre eine Sonographie

Drainage:

Ableitung von Flüssigkeitsansammlungen über entsprechende Röhrchen, Schläuche oder ähnliches

E

Endogen:

Von innen kommend, im Körperinneren entstehend

Endokrin:

In das Blut und/oder in die Lymphbahn absondernd (zum Beispiel Schilddrüse)

Exzisionsbiopsie:

Entnahme einer Gewebeprobe, die das gesamte verdächtige Gebiet umfaßt, zur mikroskopischen Untersuchung

F

Fetttransparente Brust:

In der Mammographie gut durchsichtige Brust, infolge des Ersatzes des Drüsengewebes durch Fettgewebe. Man kann krankhafte Veränderungen (zum Beispiel Tumore, Kalk) gut erkennen. Die Aussagekraft der Untersuchung ist hoch. Natürliche Situation bei Frauen nach den Wechseljahren, wenn keine Hormone eingenommen werden

Fibroadenom:

Gutartiger Tumor in der Brust, bestehend aus Binde- und Drüsengewebe, häufig bei jungen Frauen vorkommend

Fibrom:

Gutartiger Tumor in der Brust, bestehend aus Bindegewebe

Fokal:

Von einem Herd ausgehend

G Gluteuslappen:
Haut-Muskellappen vom Gesäß, der zur Rekonstruktion einer Brust nach erfolgter Mastektomie eingesetzt wird (wird selten angewandt)
Grading:
Abstufung der Bösartigkeit von Tumorgewebe. Man unterscheidet G1 bis G3 oder G4, das heißt unterschiedliche Stadien der Ausreifung
Gray:
Maßeinheit für die Energiedosis radioaktiver Strahlung

H Hautexpansion:
Um Platz für ein Implantat in der wiederaufzubauenden Brust zu gewinnen, wird ein Expander unter den Brustmuskel gesetzt. Das ist ein Kunststoffbeutel mit einem kleinen Schlauch. Dieser Expander wird nach und nach mit einer Kochsalzlösung aufgefüllt. So füllt sich der Expander langsam und die Haut dehnt sich. Ist das erreicht, wird der Expander entfernt und durch die endgültige Prothese ersetzt
Heterogen:
Im Zusammenhang mit Brustkrebs bedeutet heterogen, daß sich in einem Tumor verschiedene Arten von Brustkrebszellen befinden können
Hochgeschwindigkeitsstanzapparat:
Vorrichtung zur Entnahme von Gewebeproben mittels Stanznadeln. Die Länge der entnommenen Zylinder beträgt 1,6 beziehungsweise 2,2 Zentimeter. Die Punktion erfolgt mit einer Geschwindigkeit von über 100 Stundenkilometern
Hormonrezeptoren:
Die Bestimmung von Hormonrezeptoren bei Brustkrebs ist bedeutsam für die unterstützende oder lindernde Therapieentscheidung
Hormontherapie:
Krebsbehandlung mit Hormonen, Antihormonen oder ähnlichen Substanzen

I Immunmodulatoren:
Substanzen beziehungsweise Medikamente, die die Reaktionen des körpereigenen Abwehrsystems positiv oder negativ beeinflußen
Immunsystem:
Körpereigenes Abwehrsystem gegen körperfremde Stoffe. Äußerst kompliziertes, aus vielen Bausteinen bestehendes

System. Wesentliches Merkmal der Abwehrkräfte ist ihre Eigenschaft, Fremdsubstanzen zu erkennen und Gegenmaßnahmen zu aktivieren. Seine Rolle bei der Krebsabwehr ist noch nicht ganz geklärt

Immuntherapie:
Anregung des körpereigenen Abwehrsystems gegen Krankheiten

Implantat:
Zusammenfassende Bezeichnung für künstliche Stoffe und Teile, die zur Erfüllung bestimmter Ersatzfunktionen für einen begrenzten Zeitraum (zum Beispiel Brustimplantate) oder auf Lebenszeit in den menschlichen Körper eingebracht werden

In situ:
An seinem natürlichen Ort. In Zusammenhang mit Brustkrebs ein Tumor, der noch nicht in umliegendes Gewebe eingewandert ist

Infiltrativ/invasiv:
Wachstum von Tumorgewebe ohne scharfe Grenze in das umgebende Gewebe. Muß aber nicht bedeuten, daß der Tumor außerhalb der Brust gestreut hat

Inflammatorisches Karzinom:
Besondere Erscheinungsform eines Brustkrebses, bei dem eine dichte Aussaat von Tumorzellen in die Lymphbahnen der Haut vorliegt. Bei diesem Typ reicht eine Operation nicht aus. Es muß auch eine Chemotherapie durchgeführt werden

Invasives Karzinom:
Karzinom, das die Außenhaut des Entstehungsortes durchbrochen und sich in das Nachbargewebe ausgebreitet hat

Invasives Wachstum:
Einwandern von Tumorzellen in umliegendes Gewebe, nicht gleichbedeutend mit einem besonders aggressiven Tumor oder einer Metastasierung des Tumors

K

Kapselfibrose:
Bildung einer dichten Bindegewebshülle, zum Beispiel um ein synthetisches Implantat. Dadurch verhärtet sich die ganze Brust, schmerzt und verformt sich ballonartig. Einzige Lösung ist, diese Kapsel in einem erneuten operativen Eingriff zu sprengen. Gelingt das nicht, muß das Implantat wieder entfernt werden

Karzinom:
Bösartige Geschwulst (bösartiger Tumor/Krebs) aus epithelialem Gewebe. Die meisten Krebsarten sind Karzinome

Klimakterium:
Wechseljahre
Knochenmark:
In jedem Knochen gelegene Produktionsstätte für im Blut zirkulierende Blutzellen. Man unterscheidet die Blutzellen in rote Blutkörperchen (Erythrozyten, dienen dem Sauerstofftransport), weiße Blutkörperchen (Leukozyten, Abwehrzellen), Blutplättchen (Thrombozyten, Blutstillung/Blutgerinnung)
Knochenmarkdepression:
Durch Chemotherapie bedingte Schädigung des Knochenmarks
Krebs:
Unkontrolliert wucherndes Gewebe

L

Latissimuslappen:
Hautmuskellappen vom Rücken, der zur Rekonstruktion einer Brust nach erfolgter Mastektomie eingesetzt wird
Lidocain:
Lokal wirkendes Betäubungsmittel
Lokalrezidiv:
Erneutes Auftreten eines Tumors an der schon behandelten Stelle. Gegensatz dazu ist das Femrezidiv, auch Metastase genannt
Lumpektomie:
Entfernung eines Tumors unter Belassung des gesunden umgebenden Gewebes
Lymphdrainage:
Spezielle Art der Streichmassage zur Entfernung eines Lymphödems
Lymphe:
Gewebewasser, das in einem eigenen Gefäßsystem zu den herznahen Venen transportiert wird und sich dort wieder mit dem Blut vermischt
Lymphknoten:
Filterstation des körpereigenen Abwehrsystems. Insgesamt befinden sich über 30 Lymphknoten in der Achselhöhle
Lymphödem:
Anschwellen des Arms infolge eines Lymphstaus, zu dem es durch die Entfernung der Lymphknoten kommen kann

M

Maligne:
Bösartig
Malignitätsgrad:
Bezeichnung des Schweregrades bösartiger Zellen

Mamille:
Brustwarze
Mammakarzinom:
Brustkrebs. Häufigste Krebserkrankung bei der Frau. 75 Prozent aller Karzinome liegen im oberen äußeren Quadranten
Mammographie:
Röntgendarstellung der Brustdrüse. Üblicherweise werden zwei Aufnahmen gemacht, eine von oben, die andere seitlich schräg
Mastektomie:
Brustamputation. Operative Entfernung der ganzen weiblichen Brust. Bei der subkutanen Mastektomie handelt es sich um die Entfernung nur des Brustdrüsengewebes unter Belassung der Brusthaut. Die Brust wird in der Regel sofort wieder rekonstruiert, meist mit körperfremdem Gewebe. Bei der eingeschränkten radikalen Mastektomie, auch erweiterte Mastektomie genannt, werden zusätzlich zum Brustdrüsengewebe und einem Teil der Brusthaut in der Regel auch etwa zehn bis fünfzehn Lymphknoten im Bereich der Achselhöhle entfernt. Bei der radikalen Mastektomie handelt es sich um eine Operationsmethode, die nur noch bei fortgeschrittenem Brustkrebs angewandt wird. Bei ihr werden zusätzlich der kleine und große Brustmuskel ganz oder teilweise entfernt
Metastase(n):
Krankheitsherd, der durch die Verschleppung von Krankheitserregern aus einem ursprünglichen Krankheitsherd entsteht. Im engeren Sinne ist damit die Metastase eines bösartigen Tumors gemeint
Mikrokalk:
Kleinste Verkalkungen im Mammogramm

O

Onkogene:
Im Körper natürlicherweise vorhandene Tumorgene, die Zellwachstum und -reife regulieren und mit der Entartung von gutartigen Zellen in bösartige zu tun haben
Onkologen:
Ärzte, die sich auf die Behandlung von Krebserkrankungen spezialisiert haben
Onkologie:
Lehre von den Geschwulsten, die sich mit der Entstehung und Behandlung von gutartigen sowie bösartigen Tumoren befaßt
Östrogene:
Weibliche Geschlechtshormone

P Palpation:
Abtasten der Brust nach Knoten
Pektoralismuskel:
Es gibt zwei Brustmuskel: den kleinen und den großen Brustmuskel. Die Brustdrüse liegt zum Teil auf dem großen Brustmuskel. Dieser wurde früher bei der Mastektomie mitentfernt = radikale Mastektomie
Phythoterapie:
Behandlung mit Medikamenten pflanzlicher Herkunft
Plastische Chirurgie:
Sie befaßt sich unter anderem mit Wiederaufbauplastiken und Rekonstruktionen der amputierten Brust. Patienten sollten sich nur von einem in der plastischen Chirurgie erfahrenen Chirurgen oder Gynäkologen beraten und operieren lassen
Postoperative Behandlung:
Behandlung nach einer Operation
Prävention:
Vorbeugende Maßnahmen
Primärtumor:
Die zuerst entstandene Geschwulst, von der Metastasen ausgehen können

Q Quadrant:
Region der Brust, die jeweils einem Viertel entspricht. Die Brust wird durch eine Linie längs und quer durch die Brustmitte in vier Quadranten eingeteilt. Bezeichnung nach oben und unten sowie nach innen und außen. Zur genauen Lokalisation sind demnach Doppelbezeichnungen notwendig, zum Beispiel oben/außen
Quadrantektomie:
Bei dieser Operationsmethode entfernt der Arzt nicht die ganze Brust, sondern nur denjenigen Quadranten (Brustviertel), in dem der Tumor sitzt. Darüberhinaus räumt er die Lymphknoten der Achselhöhle aus. Der Schnitt verläuft daher schräg von der Achselhöhle bis zur Brustwarze. Vorteil dieses Verfahrens gegenüber der rein lokalen Tumorentfernung ist, daß ein größerer Sicherheitsabstand um die Krebsgeschwulst herum gewahrt wird

R Radikaloperation:
In Bezug auf Brustkrebs die totale Entfernung der Brust und des Brustmuskels

Rezidiv:
Wiederauftreten einer Krankheit

S

Schnellschnitt:
Verfahren zur schnellen Anfertigung von histologischen Präparaten, die sofort unter dem Mikroskop zwecks Diagnose untersucht werden. Probeentnahme durch Operation. Dauert etwa bis 30 Minuten, solange bleibt der Patient in Narkose. Nach der Diagnose wird in der Regel weiter operiert. Eigentlich ist diese Art der Diagnose veraltet. Heute wird dieses Verfahren ersetzt durch die Feinnadel- oder Stanzbiopsie
Segmentresektion:
Brusterhaltende Operation (BET), bei der nur ein Teil der Brust (Tumor und Umgebung) herausgenommen wird
Senologie:
Die Lehre von der Brust und ihren Erkrankungen
Silikon:
Gelartige Masse, die aufgrund ihrer guten Formbarkeit in der Wiederherstellungschirurgie häufig verwendet wird
Subkutane Mastektomie:
Siehe Mastektomie
Szintigramm:
Untersuchung und Darstellung innerer Organe mit Hilfe von radioaktiv markierten Stoffen. Bei Brustkrebs wird vor allem ein Knochenszintigramm als sehr empfindliche Methode zur Suche nach Metastasen eingesetzt

T

Tamoxifen:
Medikament zur Hormontherapie von Brustkrebs
Teilresektion:
Operative Entfernung von kranken Organteilen
Thrombose:
Bildung eines Blutgerinnsels in Venen oder Arterien
Tumor:
Es gibt gutartige und bösartige Tumore sowie Zwischenstufen. Bösartige Tumore bezeichnet man auch als Krebs
Tumormarker:
Im Blut oder im Gewebe nachweisbare Eiweißstoffe, die bei Tumorwachstum erhöht sein können

U

Umschlagfalte, untere:
Übergangsbereich der Mamma zur Bauchdecke, muß auf jedem Mammogramm mit abgebildet sein

V Viren:
Sammelbezeichnung für bestimmte Krankheitserreger, die sich außerhalb des Körpers nicht vermehren können

W Wächterlymphknoten:
Der erste Achsellymphknoten im Abfluß der Brust. Kann durch Markierungssubstanzen gefunden und gezielt entnommen werden. Kann bei unauffälligem Befund und bestimmten Umständen die Entfernung von Achsellymphknoten im Rahmen einer Brustoperation ersetzen

Z Zellulitis:
Entzündung des Unterhautfettgewebes

Zweiter Rat:
Zweite Meinung eines Experten vor einem operativen Eingriff

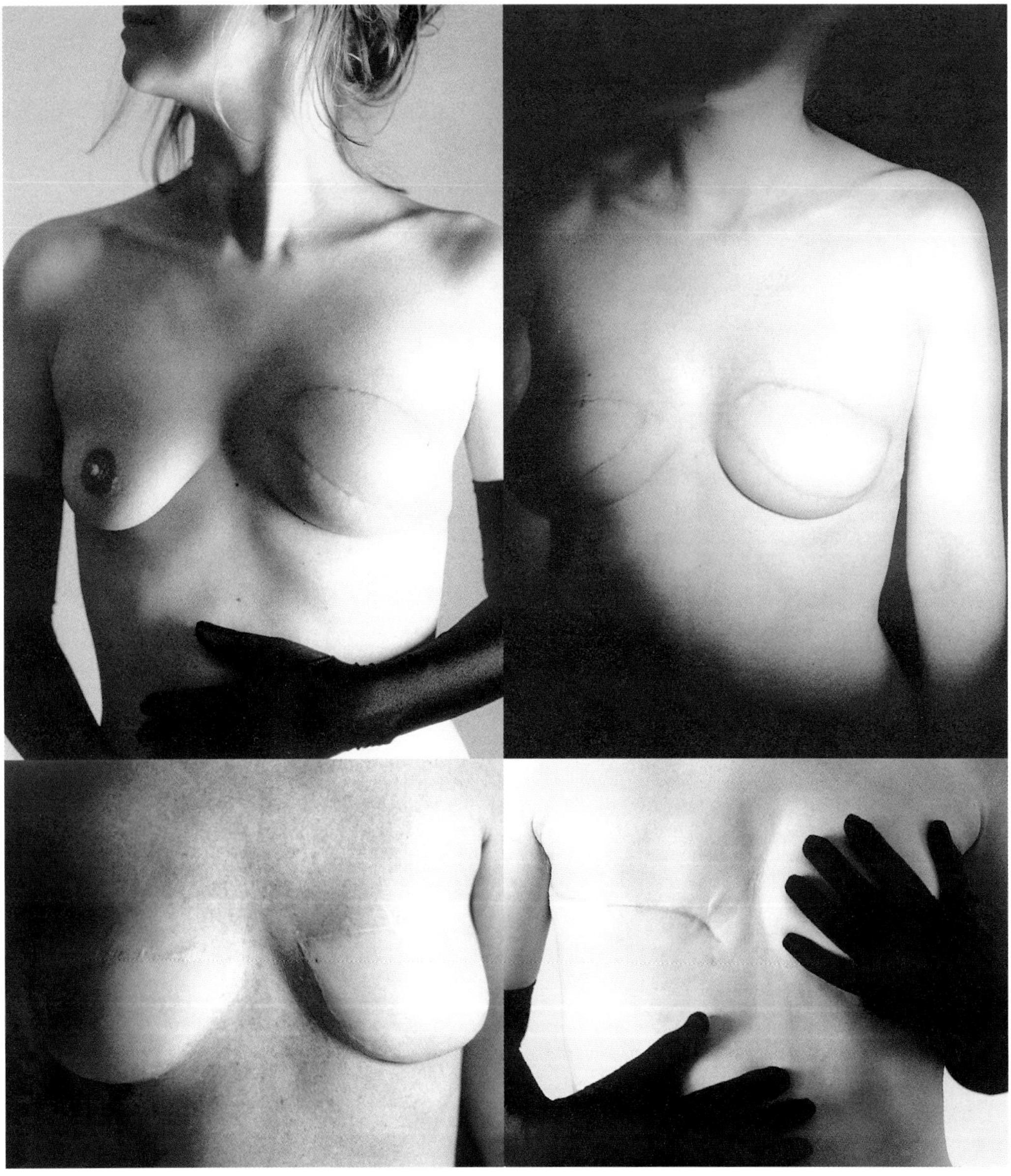

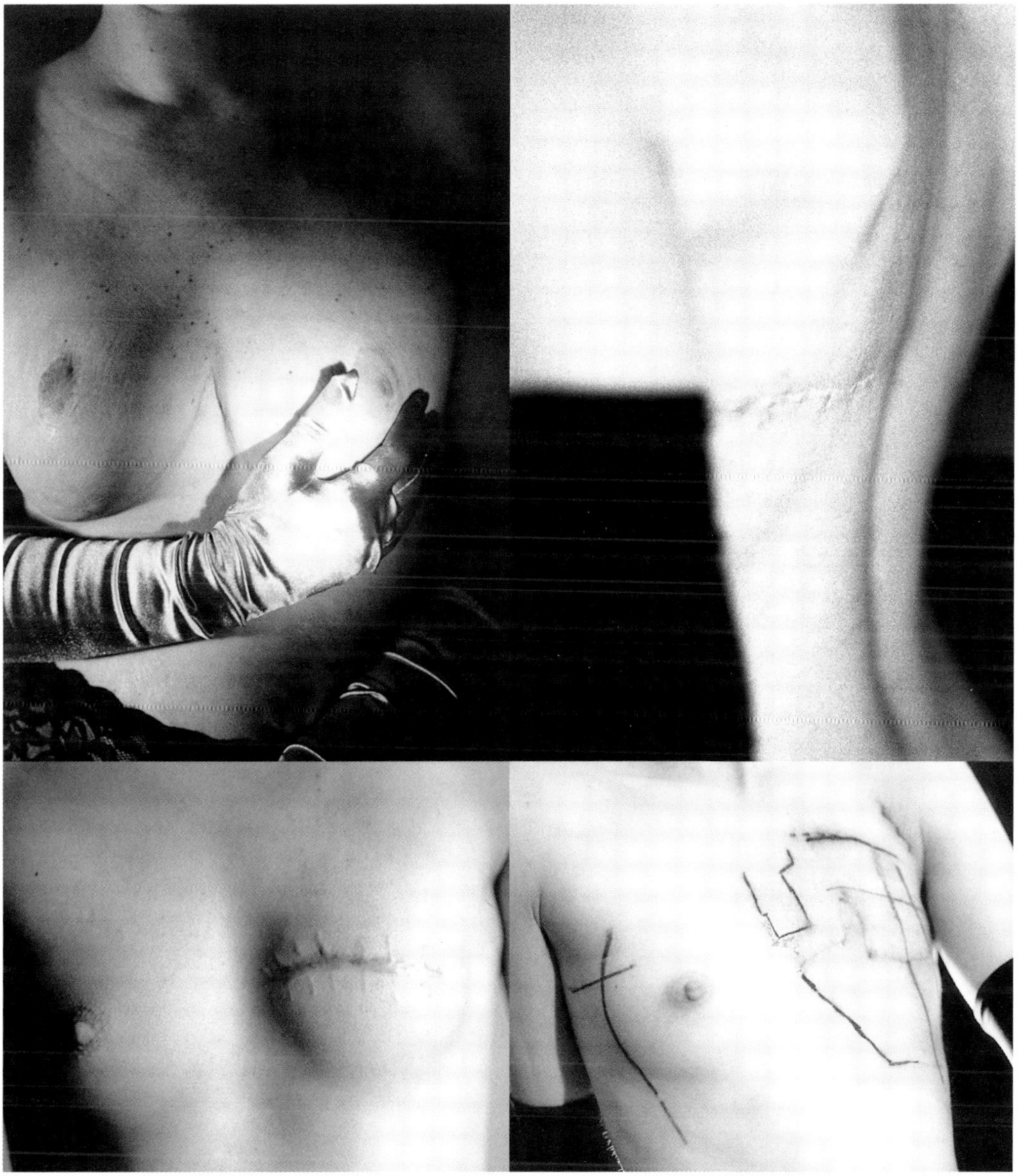

Adressen

Allgemein

AWMF – Arbeitsgemeinschaft der Wissenschaftlichen Medizinischen Fachgesellschaften
Moorenstraße 5
40225 Düsseldorf
Telefon: 02 21/31 28 28
Telefax: 02 21/31 68 19
Internet: www.uni-duesseldorf.de
(Online-Forum für Ärzte und Patienten, sehr informativ)

Bundesverband Deutsche Schmerzhilfe e. V.
Sietwende 20
21720 Grünendeich
Telefon: 0 41 42/80 34
Telefax: 0 41 42/81 04 35
Internet: www.schmerzselbsthilfe.de
(Verschickt Infomaterial über Tumorschmerzen und andere Schmerzarten. Individuelle Beratung)

Deutsche Gesellschaft für Senologie
Klinikum der Philipps-Universität Marburg
Pilgrimstein 3
35037 Marburg
Telefon: 0 64 21/2 86 64 32
Telefax: 0 64 21 / 2 86 64 07
Internet: www.med.uni-marburg.de

DGSS – Deutsche Gesellschaft zum Studium des Schmerzes e. V.
Geschäftsstelle:
c/o Klinik für Anästhesiologie Universität Köln
Joseph-Stelzmann-Straße 9
50924 Köln
Telefon: 02 21/4 78 66 86
Telefax: 02 21/4 78 66 88
Internet: www.dgss.org
(Verschickt Infomaterial über Tumorschmerzen und andere Schmerzarten)

Deutsche Schmerzliga e. V.
Hainstraße 2
61476 Kronberg
Telefon: 07 00/3 75 37 53 75
Telefax: 07 00/37 53 75 38
Internet: www.dsl-ev.de

DKFZ – Deutsches Krebsforschungszentrum
– Pressestelle –
Im Neuenheimer Feld 280
69009 Heidelberg
Telefon: 06 22/42 - 28 54 oder 28 55
Telefax: 0 62 21/42 29 95
Internet: www.krebsinformation.de

Gesellschaft zur Förderung der ambulanten Krebstherapie e. V.
Engelbertstraße 42
50674 Köln
Telefon: 02 21/2 40 69 03
Telefax: 02 21/2 40 69 49
Internet: www.forum-krebstherapie.de

Arbeitskreis Internistische Onkologie
Geschäftsstelle
Otto-Schott-Straße 13
07745 Jena
Telefon: 0 36 41/82 89 89
Telefax: 0 36 41 / 82 65 45
Internet: www.uni-jena.de

Vereinigung der Deutschen Plastischen Chirurgen e. V.
Bleibtreustraße 12 a
10623 Berlin
Telefon: 0 30/8 85 10 63
Telefax: 0 30/8 85 10 67
Internet: www.plastische-chirurgie.de

Bundesversicherungsanstalt für Angestellte (BfA)
10704 Berlin
Telefon: 0 30/86 52 72 40
Internet: www.bfa-berlin.de
(Hier bekommen Sie Informationen zu Kuren, Renten)

Deutsche Arbeitsgemeinschaft für Psychosoziale Onkologie e. V.
Georgstraße 14
49074 Osnabrück
Telefon: 05 41/3 38 66 24
Telefax: 05 41/3 38 66 11
Internet: www.dapo-ev.de

Deutsche Krebshilfe e. V.
Thomas-Mann-Straße 40-42
53111 Bonn
Telefon: 02 28/7 29 90 - 0
Telefax: 02 28/7 29 90 11
Internet: www.krebshilfe.de

Frauenselbsthilfe nach Krebs, Bundesverband e. V.
B 6, 10/11
68159 Mannheim
Telefon: 06 21/2 44 34
Telefax: 06 21/15 48 77
Internet: www.fsh-nach-krebs.de

Kirstins Weg – Verein zu Förderung der Krebsmedizin e. V.
Theodor-Heuss-Straße 90
56564 Neuwied
Telefon: 0 26 31/5 34 99
Telefax: 0 26 31/95 86 92

Nationale Kontakt- und Informationsstelle zur Anregung und Unterstützung von Selbsthilfegruppen
Albrecht-Achilles-Straße 65
10709 Berlin
Telefon: 0 30/8 91 40 19
Telefax: 0 30/8 93 40 14

Tumorzentren

Aachen
Tumorzentrum Aachen e. V.
Pauwelstraße 30
Telefon: 02 41/8 08 98 99
Telefax: 02 41/87 48 58
Internet: www.tumorzentrum-aachen.de

Bad Saarow
Tumorzentrum Bad Saarow e. V.
Pieskower Straße 33
15526 Bad Saarow
Telefon: 03 36 31/7 32 31
Telefax: 03 36 31/7 32 31
Internet: www.humaine.de

Berlin
Tumorzentrum Berlin e. V.
Robert-Koch-Platz 7
10115 Berlin
Telefon: 0 30/2 85 38 90
Telefax: 0 30/28 53 89 40
Internet: www.brustkrebs-berlin.de

Bremen
Tumorzentrum Bremen
Am Schwarzen Meer 101
28205 Bremen
Telefon: 04 21/4 91 92 22
Telefax: 04 21/4 91 92 42
Internet: www.bremerkrebsgesellschaft.de

Chemnitz
Tumorzentrum Chemnitz e. V.
Bürgerstraße 2
09113 Chemnitz
Telefon: 03 71/33 34 27 09
Telefax: 03 71/33 34 27 03

Cottbus
Brandenburgisches Tumorzentrum
Onkologischer Schwerpunkt Cottbus e. V.
Carl-Thiem-Klinikum
Thiemstraße 111
03048 Cottbus
Telefon: 03 55/46 24 62
Telefax: 03 55/46 20 47
Internet: www.ctk.de

Dresden
Turmorzentrum Dresden e. V.
Löscherstraße 18
01309 Dresden
Telefon: 03 51/3 17 73 00
Internet: www.imib.med.tu-dresden.de

Erfurt
Tumorzentrum Erfurt
Nordhäuser Straße 74
99089 Erfurt
Telefon: 03 61/7 81 48 02
Telefax: 03 61/7 81 48 03
Internet: www.klinikum-erfurt.de

Erlangen
Tumorzentrum der Universität
Carl-Thiersch-Straße 7
91052 Erlangen
Telefon: 0 91 31/8 53 92 90
Telefax: 0 91 31/8 53 40 01
Internet: www.uni-erlangen.de

Essen
Westdeutsches Tumorzentrum
Universitätsklinik
Hufelandstraße 55
45122 Essen
Telefon: 02 01/7 23 41 18
Telefax: 02 01/7 23 56 16
Internet: www.uni-essen.de

Flensburg
Tumorzentrum Flensburg
Frauenklinik am Diakonissenkrankenhaus
Marienhölzungsweg 2
24939 Flensburg
Telefon: 04 61/8 12 45 01
Telefax: 04 61/8 12 45 80

Frankfurt am Main
Tumorzentrum Rhein-Main e. V.
Theodor-Stern-Kai 7
60596 Frankfurt am Main
Telefon: 0 69/63 01 57 44
Telefax: 0 69/63 01 73 73

Frankfurt an der Oder
Onkologischer Schwerpunkt e. V.
Klinikum Frankfurt Oder
Müllroser Chaussee 7
15236 Frankfurt/Oder
Telefon: 03 35/54 80
Telefax: 03 35/5 48 22 11
Internet: www.klinikumffo.de

Freiburg
Tumorzentrum Freiburg am
Universitätsklinikum
Hugstetter Straße 55
79106 Freiburg
Telefon: 07 61/2 70 60 60
Telefax: 07 61/2 70 33 98
Internet: www.ukl.uni-freiburg.de

Görlitz
Tumorzentrum Ostsachsen Onkologischer
Schwerpunkt am Klinikum Görlitz e. V.
Girbigsdorfer Straße 1-3
02828 Görlitz
Telefon: 0 35 81/3 90 00 10
Telefax: 0 35 81/3 90 00 30

Göttingen
Tumorzentrum Göttingen
Universitätsklinikum
Robert-Koch-Straße 40
37075 Göttingen
Telefon: 05 51/39 95 17
Telefax: 05 51/39 22 37

Hamburg
Universitätsklinik Hamburg-Eppendorf
Martinistraße 52
20246 Hamburg
Telefon: 0 40/4 28 03 25 10
Telefax: 0 40/4 28 03 43 55
Internet: www.uke.uni-hamburg.de

Hannover
Frauenklinik der Medizinischen Hochschule
Podbielskistraße 380
30659 Hannover
Telefon: 05 11/9 06 37 05
Telefax: 05 11/9 06 33 37
Internet: www.mh-hannover.de

Heidelberg
Tumorzentrum
Heidelberg/Mannheim
Koordinationsstelle
Im Neuenheimer Feld 105/110
Telefon: 0 62 21/56 65 58 / 59
Telefax: 0 62 21/56 50 94
Internet: www.tumorzentrum-hdma.de

Homburg
Tumorzentrum
Homburg / Saar e. V.
Universitätsklinik
66421 Homburg
Telefon: 0 68 41/16 74 31 / 32
Telefax: 0 68 41/16 74 96
Internet: www.med-rz.uni-sb.de

Kiel
Tumorzentrum Kiel Universitätsklinikum
Christian-Albrechts-Universität
Niemannsweg 4
24105 Kiel
Telefon: 04 31/5 97 - 29 13
Telefax: 04 31/5 97 - 19 45
Internet: www.uni-kiel.de

Köln
Frauenklinik der Universität Köln
Kerpener Straße 34
50931 Köln
Telefon: 02 21/4 78 49 10
Telefax: 02 21/4 78 49 29
Internet: www.medizin.uni-koeln.de

Lübeck
Medizinische Universität
Ratzeburger Allee 160
23538 Lübeck
Telefon: 04 51/5 00 21 34
Telefax: 04 51/5 00 21 39
Internet: www.gyn.mu-luebeck.de

Mainz
Tumorzentrum Rheinland Pfalz
Am Pulverturm 13
55101 Mainz
Telefon: 0 61 31/17 46 01

Krebsregister Rheinland-Pfalz
Obere Talbacher Straße 69
55131 Mainz
Telefon: 06 31/17 51 86
Telefax: 06 31/17 29 68

Marburg
Tumorzentrum Marburg
Universitätsklinikum
Pilgrimstein 3
35037 Marburg
Telefon: 0 64 21/2 86 44 01
Telefax: 0 64 21/2 86 45 58
Internet: www.med.uni-marburg.de

München
Tumorzentrum München
Maistraße 11
80337 München
Telefon: 0 89/51 60 22 38
Telefax: 0 89/51 60 47 87
Internet: www.med.uni-muenchen.de

Münster
Tumorzentrum Münsterland e. V.
Zentralklinikum
Albert-Schweitzer-Straße 33
48129 Münster
Telefon: 02 51/8 34 73 58

Neubrandenburg
Onkologischer Schwerpunkt
Neubrandenburg
Dr.-Salvador-Allende-Straße
17022 Neubrandenburg
Telefon: 03 95/7 75 27 32
Telefax: 03 95/7 75 26 99
Internet: www.klinikum-nb.de

Nürnberg
Klinikum Nürnberg
Prof.-Ernst-Nathan-Straße 1
90419 Nürnberg
Telefon: 09 11/3 98 30 51
Telefax: 09 11/3 98 35 22

Passau
Klinikum Passau - Tumorzentrum
Bischof-Piligrim-Straße 3
94032 Passau
Telefon: 08 51/53 00 23 71
Telefax: 08 51/53 00 24 09
Internet: www.klinikum-passau.de

Rostock
Tumorzentrum Rostock
Klinik für Strahlentherapie
Südring 75
18059 Rostock
Telefon: 03 81/4 94 91 46
Telefax: 03 81/4 94 90 02
Internet: www.med.uni-rostock.de

Stuttgart
Onkologischer Schwerpunkt Stuttgart
Rosenbergstraße 38
70176 Stuttgart
Telefon: 07 11/9 91 35 11
Telefax: 07 11/91 35 10
Internet: www.osp-stuttgart.de

Tübingen
Interdisziplinäres Tumorzentrum der
Eberhard-Karls-Universität
Herrenberger Straße 23
72070 Tübingen
Telefon: 0 70 71/2 98 52 35 - 37
Telefax: 0 70 71/29 52 25
Internet: www.medizin.uni-tuebingen.de

Wiesbaden
Onkologischer Schwerpunkt Wiesbaden
Klinikum der Landeshauptstadt Wiesbaden
Ludwig-Erhard-Straße 100
65199 Wiesbaden
Telefon: 06 11/43 33 33
Telefax: 06 11/43 33 33
Internet: www.hsk-wiesbaden.de

Würzburg
Interdisziplinäres Tumorzentrum Würzburg
Frauenklinik der Universität
Brustzentrum
Josef-Schneider-Straße 4
97080 Würzburg
Telefon: 09 31/2 01 52 67
Telefax: 09 31/2 01 34 06
Internet: www.uni-wuerzburg.de

Zwickau
Südwestsächsisches Tumorzentrum
Zwickau e. V.
Karl-Keil-Straße 35
08060 Zwickau
Telefon: 03 75/5 69 91 00
Telefax: 03 75/5 69 91 11
Internet: www.zwickau.de

Internet-Adressen

Die hier aufgeführten Internet-Adressen stellen nur eine ganz kleine Auswahl dar. Ich bin der Meinung, daß Sie sich selbst ein Bild darüber machen sollten, welche Möglichkeiten Ihnen das Internet bietet. Sie müssen nur in den Bereich „Suchen" Ihr Stichwort eingeben, zum Beispiel „Chemotherapie", und alles, was es dazu im Internet gibt, werden Sie finden. Genauso können Sie mit allen weiteren Themen verfahren: „Brustkrebs", „Radiologie", „Schmerztherapien", „Krankenkassen" und vielem mehr.

www.brustkrebs-berlin.de
(Schwerpunkt ist die Diagnostik; informativ; immer aktualisiert, gut erklärt, eine sehr informative Seite zum Thema Brustkrebs-Diagnostik)

www.brustkrebsinitiative.de
(Aktuelle Informationen)

www.brustkrebs-hamburg.de
(Verständliche Darstellung über alle Möglichkeiten der Brustkrebs-Früherkennung)

www.brustkrebs-info.de

www.brustkrebs-lexikon.de

www.krebsinfo.de
(Fachwissen, wenig patientenorientiert)

www.painweb.de
(Informationen über Selbsthilfegruppen, Tumorschmerzen)

www.pkmoe.de
(Praxisklinik Mörkenstraße in Hamburg; Radiologische Gemeinschaftspraxis, ausführliche Informationen)

www.schmerzselbsthilfe.de
(Webseite der Deutschen Schmerzhilfe; Informationen zu Medikamenten und vieles Mehr zum Thema „Schmerz")

www.senologie.de
(ausführliche Informationen auf dem Gebiet der Onkologie, Senologie und der onkoplastischen Chirurgie)

www.therapie.net (Schwerpunkt Chemotherapie, sehr informativ)

Angela.Hasse@t-online.de
Wenn Sie Fragen zu bestimmten Themen haben oder Hilfe benötigen in Bezug auf Ärzte, Implantate, Früherkennung, Nachsorge oder auch eigene Erfahrungen weitergeben möchten, so würde ich mich freuen, Ihnen weiterhelfen zu können.

Ich möchte mich bedanken bei:

- Dr. med. Hans-Jürgen G. Bargmann, Plastischer Chirurg, Hamburg, auch im Namen von Maren L., die seit ihrer gelungenen Operation wieder ein normales Leben führen kann.
- Guido Beyer, Rechtsanwalt, für sein Engagement für dieses Buch. Vielen Dank für Ihre Geduld und Ausdauer.
- Pitt Braatz, von Mentor Deutschland, für die Geduld und Hilfsbereitschaft und für objektive Informationen zum Thema Implantate.
- Dr. med. Wulf-Peter Brockmann, Facharzt für Radiologie/Strahlentherapie in der Praxisklinik Mörkenstraße, Hamburg, für die ausführlichen Gespräche und Informationen zum Thema Diagnostik und für seinen Artikel zum Thema Früherkennung.
- Dr. med. Klaus Brunnert und seiner Frau für ihr Interesse und die Unterstützung für meine Arbeit.
- Dr. med. Marek Budner, leitender Oberarzt der Frauenklinik am Klinikum Stralsund, für die fachlichen Hinweise zum Thema brusterhaltende Operationen.
- Professor Dr. med. Wolfgang Busch, Chefarzt der gynäkologischen Abteilung im Krankenhaus Moabit, wo ich Gast bei seiner wöchentlichen Frage-und-Antwort-Stunde von betroffenen Frauen sein durfte. Ich spürte, wie diese Stunde den Frauen hilft, und wünsche mir, daß mehr Ärzte sich diese Zeit nehmen würden.
- Oliver Groth, McGhan/Inamed Deutschland, für die Kontakte, und für die objektiven Informationen zum Thema „Implantat".
- Dr. med. F. Heldt, Frauenarzt, Hamburg, für die Vermittlung von Kontakten zu betroffenen Frauen.
- Dr. Andreas Kopp, Schwerpunktpraxis für gynäkologische Krebstherapie in Hamburg, für die fachliche Unterstützung und die Möglichkeit der Kontaktaufnahme zu zwei Patientinnen.
- Dr. Hans-Joachim Koubenec, Gynäkologe und Leiter der Mamma-Sprechstunde am Berliner Krankenhaus Moabit, für die Genehmigung zum Abdruck seiner „Selbstuntersuchung der Brust" und Auszüge aus dem Glossar.
- Dr. Michael Krauth, (zum Zeitpunkt unserer Gespräche leitender Oberarzt der gynäkologischen Abteilung im Krankenhaus Moabit), für die fachlichen Informationen zum Thema Brustrekonstruktion.
- Dr. med. Christian Leuschner, Psychotherapeut der Praxisklinik Mörkenstraße in Hamburg, für ein Gespräch, in dem mir bewußt geworden ist, wie wichtig eine psychotherapeutische

Nachsorge für Frauen ist, es aber leider viel zuwenig Ärzte gibt, die sich so intensiv mit diesem Thema beschäftigen.

- Dr. med Klaus Müller, leitender Arzt für Plastische Chirurgie und Handchirurgie im Allgemeinen Krankenhaus Hamburg-Wandsbek, für die Unterstützung und die medizinischen Informationen.
- Dr. Gabriele Raudszus, meiner Lektorin, für die konstruktiven Anmerkungen.
- Dr. med. Winfried Schönegg, Frauenarzt, Praxis für gynäkologische Onkologie und Senologie, in Berlin-Charlottenburg, für ein Gespräch, das mir ganz besonders im Gedächtnis geblieben ist, da es ein sehr offenes Gespräch zum Thema Ärzte war.
- Dr. med. Marianne Schrader, leitende Oberärztin der Plastischen Chirurgie der Medizinischen Universität Lübeck, für die Unterstützung zu diesem Buch.
- Wolfgang Steimel, Geschäftsführer Mentor Deutschland, für die ausführlichen Informationen und für die vielen Kontakte, die dadurch entstanden sind. Diese Kontakte waren der Grundstein zu diesem Buch
- Dr. med. Frank Upleger, Gynäkologe und Onkologe, Hamburg, für die Unterstützung zu diesem Buch und die daraus entstandene Kontaktaufnahme zu Ingrid G.
- Erik Vogelenzang, Vice President Sales and Marketing Inamed, für die Unterstützung zu diesem Buch.
- Dr. F. Winter, Gynäkologin, Hamburg-Bergedorf, für die Vermittlung von betroffenen Frauen.

- Askomed, Zentrum für ästhetisch kosmetische Medizin und Laser- Dermatologie, Goethestraße 20, 60313 Frankfurt a. M., Telefon: 0 69/28 75 98.
- Grauwert Photographischer Betrieb GmbH, Telemannstraße 27, 20255 Hamburg, Telefon: 0 40/4 91 40 01. Wolfgang Söder: ohne Ihre Unterstützung und die Ihrer Mitarbeiter wäre es mir nicht möglich gewesen, das Buch so zu gestalten.
- PMA Bode GmbH & Co.KG, Am Neumarkt 34, 22041 Hamburg, Telefon: 0 40/7 39 36-0, Telefax: 0 40/73 93 61 11.
- Kodak Aktiengesellschaft, Hedelfinger Straße 60, 70327 Stuttgart, für das zur Verfügung gestellte Filmmaterial.

- Bei Heinz Hasse; ohne seine Unterstützung und seinen Glauben an mich und dieses Buch hätte ich die zwei Jahre nicht durchgestanden. Vielen Dank, daß du mich nie aufgegeben hast. Ich hoffe, ich kann dir alles zurückgeben, was ich von dir bekommen habe.
- Bei Uschi und Rolf Streit für die moralische Unterstützung, wenn ich einen „Durchhänger" hatte.
- Bei meinem Verleger Jürgen Hunke möchte ich mich für sein Vertrauen in dieses Buch bedanken.
- Bei meinem Sohn Daniel, daß er da war, wenn ich ihn brauchte.

Ich hoffe, ich habe niemanden vergessen, denn ohne die Hilfe der hier aufgeführten Personen würde es dieses Buch nicht geben. Es gab Situationen, in denen ich aufgeben wollte, weil ich so betroffen war von dem, was ich gesehen habe. Aber dann war immer jemand da und hat mir Mut gemacht, gerade jetzt weiter zu machen. Bei den Höhen und Tiefen, die ich durchlebt habe, kann ich nur einen Satz sagen: „Zu was Menschen fähig sind! Ich habe es gesehen, gehört und gespürt."

Hamburg, Oktober 2000
Angela Hasse

Literatur

Alt, Dieter/Gero von Boehm/Georg Weiss: Miteinander reden. Brustkrebskranke Frauen mit Experten, Springer Verlag

Anders-von Ahlften, Angelika: Biologische Krebsbehandlung, Hippokrates Verlag

Arnot, Bob: Das Anti-Brustkrebs-Buch. Vorbeugung durch richtige Ernährung und Lebensweise, Piper Verlag

Barth, Volker: Erkrankungen der weiblichen Brust, Georg Thieme Verlag

Berg, Lilo: Brustkrebs – Wissen gegen Angst. Das Handbuch, Kunstmann

Beyersdorff, Dietrich: Biologische Wege der Krebsabwehr, Haug-Verlag

Bischof, Karen: Krebs-Gang! Zwei Schritte vor, einer zurück – Brustkrebs. Der lange Weg ins Leben, Haffmanns Sachbuch Verlag

Canacakis, Jorgos/Kristiane Schneider: Krebs – Die Angst hat nicht das letzte Wort, Kreuz Verlag

Feldenkrais, Moshe: Bewußtsein durch Bewegung, Suhrkamp Taschenbuch Verlag

Fischer, Elisabeth/Irene Kührer: Gesund essen während der Krebstherapie, Mosaik Verlag

Földi, Michael/Ethel Földi: Das Lymphödem. Vorbeugende Maßnahmen und Behandlung, Gustav Fischer Verlag

Gödtel, Reiner: Die Brust – Signal, Symbol Organ, Springer Verlag

Gros, Rainer: Die weibliche Brust. Handbuch und Atlas, Walter de Gruyter

Hartmann, Matthias S.: Praktische Psycho-Onkologie, Verlag J. Pfeiffer

Hussain, Maria: Der praktische Ratgeber für Frauen nach Brustkrebsoperationen, W. Zuckschwerdt Verlag

Lerner, Michael: Wege zur Heilung. Das Buch der Krebstherapien aus Schul- und Alternativmedizin, Piper Verlag

Löser, Angela/Jürgen Hoss: Krebsbehandlung mit Strahlen- und Chemotherapie, Trais

Love, Susan M./Kraren Lindsey: Das Brustbuch. Was Frauen wissen wollen, dtv

Mechtel, Angelika: Jeden Tag will ich leben. Ein Krebstagebuch, Fischer Taschenbuchverlg

Moeller, Michael Lukas: Die Wahrheit beginnt zu zweit, Rowohlt Taschenbuch Verlag

Schutt, Karin: Gesundheit und Entspannung durch Massage, Falken-Verlag

Sontag, Susen: Krankheit als Metapher, Carl Hanser Verlag

Verres, Rolf: Die Kunst zu leben. Krebsrisiko und Psyche, Piper Verlag

Wanderer, Maxie: Leben wär eine prima Alternative, dtv

Wissen, Wohlfühlen, Wirtschaft sind unverzichtbare Bestandteile unserer Kultur. Mikado-Bücher beschäftigen sich mit Themen der Zukunft und Visionen. Aus unserem Verlagsprogramm:

ISBN 3-935436-01-7
Mikado-Buch Nr. 2
262 Seiten
DM 39,80

Dr. Paul Bernard: Mit Worten heilen
Die etablierte Medizin hat es bisher versäumt, die jedem Menschen innewohnenden Heilkräfte zu mobilisieren, sagt der Autor, der auf eine jahrzehntelange berufliche Praxis zurückblicken kann und in diesem Buch seine extensiven Erfahrungen auf dem Gebiet der Mentalhypnose preisgibt. Allein durch die Kraft des Geistes, so Bernard, ist mentale Selbstheilung für beinahe jede Erkrankung möglich. Ein Buch, das am Selbstverständnis der Schulmedizin kratzt.

ISBN 3-935436-02-5
Mikado-Buch Nr. 3
160 Seiten
DM 39,80

Jürgen Hunke: Wohlfühlen. Der Megatrend
Eine Welt im Wandel, eine Welt, in der sich immer mehr Menschen an neuen Werten orientieren: Der Megatrend Wohlfühlen wird das Erscheinungsbild unserer demokratischen Gesellschaften gründlich umkrempeln. Politik und Bürokratie werden große Teile ihrer Machtbefugnisse abgeben – an den Bürger, der sich seinerseits im größeren Umfang an gesellschaftlichen Aufgaben beteiligt. Individualismus und Materialismus werden durch neue Werte ersetzt. Ein Buch, das über die ersten Resultate einer neuen Sinnsuche ebenso anschaulich berichtet wie über die gesellschaftlichen Entwicklungen im ersten Jahrzehnt des neuen Jahrhunderts.

ISBN 3-935436-03-3
Mikado-Buch Nr. 4
236 Seiten
DM 39,80

Andreas Matern: Morgen sind wir unsterblich
Die Medizin eines neuen Jahrhunderts steht vor unerhörten Durchbrüchen, dank Gentechnologie und Mikro-Biologie. Der biologische Tod erscheint heute nur noch als eine Folge vermeidbarer Alterskrankheiten. Wie alt kann der Mensch werden, wenn Krebs, Alzheimer, Parkinson und viele andere Alterskrankheiten besiegt sind? Und: Welche Altersgruppe der heute Lebenden wird noch in den Genuß des medizinischen Fortschritts kommen?

Mikado-Bücher sind im Buchhandel erhältlich. Weitere Hinweise auf Neuerscheinungen, thematische Hintergründe, Informationen über unsere Autoren und auf Bestellmöglichkeiten finden Sie im Internet. **www.mikado-verlag.de**